川島隆太教授の脳トレ
計算大全

日めくり366日

監修
東北大学教授
川島隆太

学研

はじめに

東北大学教授 川島隆太

様々な計算問題で脳を鍛えましょう

　私が取り組んでいる「脳イメージング研究」は、MRIや光トポグラフィのような機械で脳を撮影し、流れている血液の量に応じて、脳のどの部分が働いているかを調べるというものです。

　この研究から、「文字を書く」「声に出して読む（音読）」「単純計算」が、脳の前頭葉にある前頭前野を大変活発に働かせることが科学的にわかっており、また、本書にある計算問題も脳の活性化に高い効果があることが実験でわかりました。

　脳の前頭前野は、人間が人間らしい生活をするために必要な高度な働きをする、脳の中でもっとも重要な場所です。本書のドリルでここを鍛えるということが、「考える力」「生きる力」をより向上させることにもつながります。

　本書は、2つの数の計算、穴あき算、リレー計算などいろいろな計算問題に取り組めるように構成しています。また書き込み式ですから、毎日続けることによって脳がどんどん活性化していきます。

　脳が元気なのは朝。朝の日課に取り入れてもいいですね。

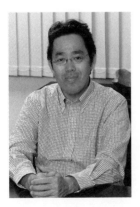

川島隆太教授

東北大学　加齢医学研究所
1959年千葉県に生まれる。
1985年東北大学医学部卒業。同大学院医学研究科修了。医学博士。スウェーデン王国カロリンスカ研究所客員研究員、東北大学助手、同専任講師を経て、現在同大学教授として高次脳機能の解明研究を行う。脳のどの部分にどのような機能があるのかを調べる研究の、日本における第一人者。

本書で脳の健康を守りましょう

　どんな作業で脳が活性化するのかを調べるために、多数の実験を東北大学と学研との共同研究によって行いました。この研究により、本書にあるような計算問題を解く作業で実験したところ、前頭葉の働きが大変活発になることがわかりました。

　実験は、本書と同じタイプの「２つの数の計算」「リレー計算」「マスの数」の問題を解く作業を、光トポグラフィという装置を用いて、脳の血流の変化を調べていきました（下の写真が実験の様子です）。その結果、下の画像を見てわかるとおり、安静時に比べて問題を解いているときは、脳の血流が増え、活性化していることが最新の脳科学によって判明したのです。

　本書では、単純計算を基本とした、様々なタイプの問題を掲載しています。興味・関心を持って取り組め、目的意識も引き出しやすく、脳の活性化に適しています。本書の計算問題で、ぜひ毎日、脳を鍛えていきましょう。

「脳活性」実験の様子

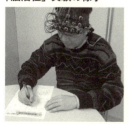

「光トポグラフィ」という装置で脳血流の変化を調べます。本書にあるタイプの計算問題が、前頭葉の活性化に効果があることが実験でわかりました。

安静時の脳

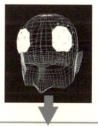

白く表示されているのは、脳が安静時の状態にあることを示しています。

前頭葉の働きが活発に！

リレー計算を解いているとき

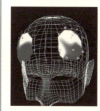

問題に取り組むと、前頭葉の血流が増え脳が活性化します。

1日 2つの数の計算

答えはページをめくった後ろにあります。

次の計算をしましょう。

1. $7 + 2 =$
2. $5 \times 6 =$
3. $18 \div 6 =$
4. $4 + 2 =$
5. $14 + 1 =$
6. $9 - 8 =$
7. $5 \times 2 =$
8. $9 \times 3 =$
9. $7 + 1 =$
10. $6 - 3 =$
11. $13 - 2 =$
12. $40 \div 5 =$
13. $15 - 9 =$
14. $2 + 3 =$
15. $8 \div 4 =$
16. $24 \div 8 =$
17. $10 - 1 =$
18. $6 + 1 =$
19. $9 \div 3 =$
20. $8 - 2 =$

365日の答え▶ 1 3×2＝6、2×2＝4、3×4＝12、22 2 4×2＝8、4×4＝16、2×2＝4、28 3 2×3＝6、4×2＝8、2×2＝4、3×3＝9、27

2日 1つの穴あき計算

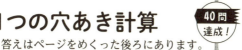

答えはページをめくった後ろにあります。

□にあてはまる数を書きましょう。

1. ☐ + 2 = 3
2. 12 − ☐ = 6
3. ☐ × 5 = 20
4. 9 − ☐ = 5
5. 8 + ☐ = 16
6. 14 + ☐ = 16
7. ☐ × 4 = 12
8. 15 − ☐ = 10
9. ☐ ÷ 3 = 7
10. ☐ ÷ 9 = 4
11. 6 + ☐ = 9
12. 14 − ☐ = 8
13. ☐ × 3 = 6
14. 5 + ☐ = 14
15. ☐ × 5 = 25
16. ☐ + 2 = 4
17. ☐ − 6 = 4
18. 6 × ☐ = 48
19. ☐ − 1 = 5
20. ☐ ÷ 4 = 1

366日の答え▶ 1 3 2 8 3 4 4 9 5 4 6 5 7 8 8 2 9 13 10 11 11 7 12 3 13 13 14 29 15 2 16 4 17 3 18 36 19 16 20 9

3日 3つの数の計算

次の計算をしましょう。

1. $1 + 2 + 1 =$
2. $4 + 7 + 3 =$
3. $9 - 5 + 2 =$
4. $8 - 3 + 1 =$
5. $7 - 1 - 2 =$
6. $13 - 4 - 4 =$
7. $8 - 7 + 4 =$
8. $15 - 8 + 1 =$
9. $10 - 2 - 1 =$
10. $3 + 8 - 7 =$
11. $1 + 7 + 7 =$
12. $3 + 3 + 4 =$
13. $11 - 9 + 1 =$
14. $6 + 6 + 8 =$
15. $5 - 3 + 2 =$
16. $9 - 7 + 1 =$
17. $10 + 1 + 9 =$
18. $1 + 8 - 6 =$
19. $12 - 9 - 2 =$
20. $4 - 2 + 4 =$

1日の答え▶ 1 9 2 30 3 3 4 6 5 15 6 1 7 10 8 27 9 8 10 3
11 11 12 8 13 6 14 5 15 2 16 3 17 9 18 7 19 3 20 6

4日 リレー計算

線でつながった2マスには同じ数が入ります。マスに答えを書きましょう。

① $7 - \boxed{} = 5$
　$3 - \boxed{} = \boxed{}$

② $10 - \boxed{} = 6$
　$9 \times \boxed{} = \boxed{}$

③ $5 + \boxed{} = 8$
　$4 \times \boxed{} = \boxed{}$

④ $1 + \boxed{} = 8$
　$28 \div \boxed{} = \boxed{}$

⑤ $11 + \boxed{} = 23$
　$14 - \boxed{} = \boxed{}$

⑥ $7 + 8 = \boxed{}$
　$\boxed{} \div 3 = \boxed{}$

⑦ $9 - 7 = \boxed{}$
　$\boxed{} \times 6 = \boxed{}$

⑧ $15 + 9 = \boxed{}$
　$\boxed{} \div 6 = \boxed{}$

⑨ $4 + 1 = \boxed{}$
　$\boxed{} - 2 = \boxed{}$

⑩ $4 + 9 = \boxed{}$
　$\boxed{} - 8 = \boxed{}$

2日の答え ①1 ②6 ③4 ④4 ⑤8 ⑥2 ⑦3 ⑧5 ⑨21 ⑩36 ⑪3 ⑫6 ⑬2 ⑭9 ⑮5 ⑯2 ⑰10 ⑱8 ⑲6 ⑳4

5日 マスの数

マスの数をエリアごとに計算して、マスの数の合計を出しましょう。

1.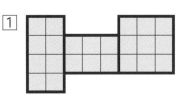

_____ × _____ = (　　　)個
　　　　　　　＋
_____ × _____ = (　　　)個
　　　　　　　＋
_____ × _____ = (　　　)個
　　　　　　　＝
●マスの数の合計 □ 個

2.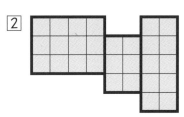

_____ × _____ = (　　　)個
　　　　　　　＋
_____ × _____ = (　　　)個
　　　　　　　＋
_____ × _____ = (　　　)個
　　　　　　　＝
●マスの数の合計 □ 個

3.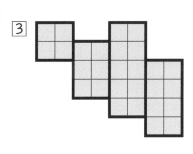

_____ × _____ = (　　　)個
　　　　　　　＋
_____ × _____ = (　　　)個
　　　　　　　＋
_____ × _____ = (　　　)個
　　　　　　　＋
_____ × _____ = (　　　)個
　　　　　　　＝
●マスの数の合計 □ 個

3日の答え ①4 ②14 ③6 ④6 ⑤4 ⑥5 ⑦5 ⑧8 ⑨7 ⑩4 ⑪15 ⑫10 ⑬3 ⑭20 ⑮4 ⑯3 ⑰20 ⑱3 ⑲1 ⑳6

6日 2つの数と3つの数の計算

月　日　得点　／20

次の計算をしましょう。

1. $4 \times 7 =$ 　　　
2. $10 + 4 - 7 =$ 　　　
3. $8 \div 2 =$ 　　　
4. $2 + 5 =$ 　　　
5. $7 - 2 - 3 =$ 　　　
6. $8 - 4 + 7 =$ 　　　
7. $7 \times 2 =$ 　　　
8. $1 + 6 - 2 =$ 　　　
9. $9 \div 3 =$ 　　　
10. $9 + 5 + 8 =$ 　　　
11. $2 + 7 - 5 =$ 　　　
12. $17 - 8 - 8 =$ 　　　
13. $6 \times 3 =$ 　　　
14. $17 - 6 =$ 　　　
15. $8 - 8 =$ 　　　
16. $12 + 1 + 8 =$ 　　　
17. $5 \times 5 =$ 　　　
18. $4 \times 8 =$ 　　　
19. $11 - 7 + 1 =$ 　　　
20. $49 \div 7 =$ 　　　

4日の答え▶ 1 2、1 2 4、36 3 3、12 4 7、4 5 12、2 6 15、5 7 2、12 8 24、4 9 5、3 10 13、5

7日 タテヨコ計算

タテとヨコ、それぞれの計算式を解きましょう。

① 11 ＋ 7 ＝ ❶☐
    ＋   ＋
    5 － 2 ＝ ❷☐
    ＝   ＝
    ❸☐ ❹☐

⑤ 7 ＋ 6 ＝ ❶☐
   ×   ÷
   4 ＋ 2 ＝ ❷☐
   ＝   ＝
   ❸☐ ❹☐

② 9 ＋ 7 ＝ ❶☐
   ＋   ×
   2 ＋ 5 ＝ ❷☐
   ＝   ＝
   ❸☐ ❹☐

⑥ 15 ÷ 3 ＝ ❶☐
    －   ×
    9 ＋ 7 ＝ ❷☐
    ＝   ＝
    ❸☐ ❹☐

③ 6 ＋ 8 ＝ ❶☐
   ＋   ÷
   4 × 4 ＝ ❷☐
   ＝   ＝
   ❸☐ ❹☐

⑦ 8 ＋ 7 ＝ ❶☐
   ＋   －
   9 ÷ 3 ＝ ❷☐
   ＝   ＝
   ❸☐ ❹☐

④ 13 － 3 ＝ ❶☐
    －   ＋
    5 × 5 ＝ ❷☐
    ＝   ＝
    ❸☐ ❹☐

⑧ 16 － 4 ＝ ❶☐
    ÷   ×
    8 ＋ 3 ＝ ❷☐
    ＝   ＝
    ❸☐ ❹☐

5日の答え ① 4×2=8、2×3=6、3×3=9、23 ② 3×4=12、3×2=6、5×2=10、28 ③ 2×2=4、3×2=6、5×2=10、4×2=8、28

8日 1つの穴あき計算

□にあてはまる数を書きましょう。

1. $5 - \square = 4$
2. $\square \div 3 = 9$
3. $\square + 1 = 4$
4. $4 + \square = 13$
5. $6 + \square = 11$
6. $7 - \square = 5$
7. $\square - 1 = 9$
8. $45 \div \square = 5$
9. $7 \times \square = 49$
10. $1 + \square = 3$
11. $\square - 6 = 2$
12. $\square - 4 = 5$
13. $4 \times \square = 32$
14. $22 - \square = 17$
15. $12 \div \square = 4$
16. $\square \times 6 = 36$
17. $\square + 7 = 11$
18. $4 \times \square = 24$
19. $4 + \square = 7$
20. $2 + \square = 4$

6日の答え ▶ 1 28 2 7 3 4 4 7 5 2 6 11 7 14 8 5 9 3 10 22
11 4 12 1 13 18 14 11 15 0 16 21 17 25 18 32 19 5 20 7

9日 3つの数の計算

次の計算をしましょう。

1. $6 - 1 - 3 =$
2. $15 - 6 - 8 =$
3. $1 + 4 + 1 =$
4. $5 + 2 - 4 =$
5. $7 + 3 - 7 =$
6. $11 + 1 - 5 =$
7. $18 + 9 + 1 =$
8. $16 - 4 - 3 =$
9. $1 + 3 + 5 =$
10. $9 - 7 + 3 =$
11. $2 + 4 + 4 =$
12. $12 - 8 + 2 =$
13. $8 - 3 - 1 =$
14. $6 - 4 + 1 =$
15. $4 + 5 - 3 =$
16. $6 + 6 + 4 =$
17. $2 + 7 - 3 =$
18. $28 - 2 - 5 =$
19. $10 - 5 + 2 =$
20. $3 + 1 + 6 =$

7日の答え
1 ❶18 ❷3 ❸16 ❹9 2 ❶16 ❷7 ❸11 ❹35 3 ❶14 ❷16 ❸10 ❹2 4 ❶10 ❷25 ❸8 ❹8 5 ❶13 ❷6 ❸28 ❹3 6 ❶5 ❷16 ❸6 ❹21 7 ❶15 ❷3 ❸17 ❹4 8 ❶12 ❷11 ❸2 ❹12

10日 ツリーたし算

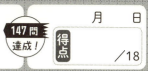

線でつながったマスどうしをたし算して、□に答えを書きましょう。

① 6 2 7
・8

【解き方】
例 6＋2＝8

② 4 3 5
6

③ 9 4 1
5

④ 8 6 6

⑤ 7　　　4
12
25

⑥ 2
10
16
18

8日の答え▶ ①1 ②27 ③3 ④9 ⑤5 ⑥2 ⑦10 ⑧9 ⑨7 ⑩2
⑪8 ⑫9 ⑬8 ⑭8 ⑮3 ⑯6 ⑰4 ⑱6 ⑲3 ⑳2

11日 1つの穴あき計算

月　日

□にあてはまる数を書きましょう。

1. □ − 2 = 6
2. 5 + □ = 20
3. 18 ÷ □ = 9
4. □ + 7 = 10
5. □ ÷ 3 = 2
6. □ − 3 = 24
7. 4 × □ = 12
8. □ × 8 = 48
9. 16 − □ = 7
10. 56 ÷ □ = 8
11. □ + 5 = 12
12. 14 ÷ □ = 7
13. 9 − □ = 8
14. □ + 8 = 12
15. □ ÷ 4 = 4
16. 15 ÷ □ = 3
17. □ + 6 = 12
18. 10 − □ = 4
19. 24 ÷ □ = 8
20. □ + 5 = 6

9日の答え ▶ 1 2　2 1　3 6　4 3　5 3　6 7　7 28　8 9　9 9　10 5　11 10　12 6　13 4　14 3　15 6　16 16　17 6　18 21　19 7　20 10

12日 リレー計算

線でつながった2マスには同じ数が入ります。マスに答えを書きましょう。

① 2 + ☐ = 11
　 ☐ ÷ 3 = ☐

② 12 + ☐ = 20
　 ☐ × 2 = ☐

③ 7 + ☐ = 9
　 ☐ × 2 = ☐

④ 10 + ☐ = 13
　 ☐ + 2 = ☐

⑤ 4 − ☐ = 2
　 ☐ − 1 = ☐

⑥ 3 + 3 = ☐
　 12 ÷ ☐ = ☐

⑦ 7 − 5 = ☐
　 21 − ☐ = ☐

⑧ 8 − 5 = ☐
　 4 + ☐ = ☐

⑨ 4 + 1 = ☐
　 2 × ☐ = ☐

⑩ 18 − 4 = ☐
　 9 + ☐ = ☐

10日の答え ▶ ① 9、17　② 7、12、18　③ 13、5、18、23
④ 12、20　⑤ 5、9、21、4　⑥ 8、6、2

13日 2つの数と3つの数の計算

次の計算をしましょう。

1. $28 \div 7 =$ 　　　　　　　11. $63 \div 9 =$

2. $6 + 6 =$ 　　　　　　　12. $11 + 7 + 3 =$

3. $29 - 2 - 3 =$ 　　　　　13. $7 + 2 - 3 =$

4. $8 + 4 - 3 =$ 　　　　　14. $3 + 5 + 8 =$

5. $2 \times 4 =$ 　　　　　　15. $14 \div 2 =$

6. $14 + 4 =$ 　　　　　　16. $4 \times 3 =$

7. $7 + 9 - 5 =$ 　　　　　17. $8 + 8 - 3 =$

8. $9 \times 2 =$ 　　　　　　18. $64 \div 8 =$

9. $14 - 8 - 2 =$ 　　　　　19. $9 - 6 + 2 =$

10. $8 - 2 - 5 =$ 　　　　　20. $16 \div 2 =$

11日の答え▶ 1 8　2 15　3 2　4 3　5 6　6 27　7 3　8 6　9 9　10 7
11 7　12 2　13 1　14 4　15 16　16 5　17 6　18 6　19 3　20 1

14日 3つの穴あき計算

3つの式の答えが同じになるように、□にあてはまる数を書きましょう。

1. $18 \div 3 = \boxed{6} = 2 + \boxed{4} = \boxed{3} + 3$
2. $8 + 4 = \boxed{12} = 4 \times \boxed{3} = \boxed{2} \times 6$
3. $5 + 6 = \boxed{11} = 16 - \boxed{5} = \boxed{8} + 3$
4. $2 \times 8 = \boxed{16} = 6 + \boxed{10} = \boxed{9} + 7$
5. $9 - 4 = \boxed{5} = 15 \div \boxed{3} = \boxed{8} - 3$
6. $3 \times 3 = \boxed{9} = 12 - \boxed{3} = \boxed{3} + 6$
7. $6 + 2 = \boxed{8} = 13 - \boxed{5} = \boxed{2} \times 4$
8. $16 \div 4 = \boxed{4} = 2 \times \boxed{2} = \boxed{1} + 3$
9. $21 \div 3 = \boxed{7} = 3 + \boxed{4} = \boxed{5} + 2$
10. $11 - 7 = \boxed{4} = 24 \div \boxed{6} = \boxed{5} - 1$

12日の答え▶ ①9、3 ②8、16 ③2、4 ④3、5 ⑤2、1 ⑥6、2 ⑦2、19 ⑧3、7 ⑨5、10 ⑩14、23

15日 ご石の数

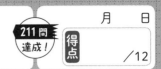

①ご石全体の数→②白のご石の数→③黒のご石の数の順に計算しましょう。

1. ●●●●●
   ●●●●●
   ○○●●●
   ○○●●●
   ○○●●●

   ①ご石全体　___ × ___ =（　　）個
   ②白のご石　___ × ___ =（　　）個
   ③黒のご石　（全体の数）−（白の数）=☐個

2. ●●●●●
   ●○○○●
   ●○○○●
   ●○○○●
   ●●●●●

   ①ご石全体　___ × ___ =（　　）個
   ②白のご石　___ × ___ =（　　）個
   ③黒のご石　（全体の数）−（白の数）=☐個

3. ●●●●●
   ○○○●
   ○○○●
   ○○○●
   ○○○●

   ①ご石全体　___ × ___ =（　　）個
   ②白のご石　___ × ___ =（　　）個
   ③黒のご石　（全体の数）−（白の数）=☐個

4. ●●●●●●
   ●○○○○●
   ●○○○○●
   ●○○○○●
   ●○○○○●
   ●●●●●●

   ①ご石全体　___ × ___ =（　　）個
   ②白のご石　___ × ___ =（　　）個
   ③黒のご石　（全体の数）−（白の数）=☐個

13日の答え▶ 1 4　2 12　3 24　4 9　5 8　6 18　7 11　8 18　9 4　10 1　11 7　12 21　13 6　14 16　15 7　16 12　17 13　18 8　19 5　20 8

16日 2つの数の計算

次の計算をしましょう。

1. $18 + 2 =$
2. $6 + 8 =$
3. $24 \div 6 =$
4. $15 - 9 =$
5. $10 - 2 =$
6. $18 \div 3 =$
7. $5 - 5 =$
8. $8 + 1 =$
9. $12 - 4 =$
10. $3 - 2 =$
11. $4 \times 4 =$
12. $15 + 6 =$
13. $5 \times 8 =$
14. $2 + 4 =$
15. $9 \div 9 =$
16. $1 + 7 =$
17. $9 \times 5 =$
18. $8 \times 2 =$
19. $36 \div 9 =$
20. $12 - 9 =$

17日 タテヨコ計算

タテとヨコ、それぞれの計算式を解きましょう。

① 3 × 4 =
  +   −
  8 − 2 =
  =   =
③   ④

⑤ 7 + 9 =
  +   −
  8 − 6 =
  =   =
③   ④

② 10 ÷ 2 =
  +   +
  7 − 4 =
  =   =
③   ④

⑥ 8 × 2 =
  +   +
  9 − 3 =
  =   =
③   ④

③ 6 ÷ 2 =
  +   +
  9 − 5 =
  =   =
③   ④

⑦ 1 + 8 =
  +   +
  6 × 4 =
  =   =
③   ④

④ 14 ÷ 7 =
  +   −
  2 × 5 =
  =   =
③   ④

⑧ 6 × 6 =
  +   −
  8 ÷ 4 =
  =   =
③   ④

15日の答え ① ①5×4=20 ②3×2=6 ③20−6=14 ② ①5×5=25 ②3×4=12 ③25−12=13 ③ ①6×4=24 ②5×3=15 ③24−15=9 ④ ①6×5=30 ②4×3=12 ③30−12=18

18日 3つの数の計算

次の計算をしましょう。

1. $12 - 3 - 3 =$
2. $1 + 7 - 3 =$
3. $21 + 8 - 7 =$
4. $6 + 0 - 2 =$
5. $9 - 3 - 5 =$
6. $13 - 6 + 4 =$
7. $7 + 8 - 2 =$
8. $8 - 1 + 3 =$
9. $9 - 5 - 1 =$
10. $6 + 1 - 4 =$
11. $8 - 5 - 2 =$
12. $17 + 1 + 6 =$
13. $10 - 2 - 7 =$
14. $2 + 1 + 6 =$
15. $3 - 1 + 4 =$
16. $12 - 3 - 9 =$
17. $5 + 3 - 1 =$
18. $5 + 8 - 3 =$
19. $13 - 2 + 7 =$
20. $4 - 2 + 8 =$

16日の答え▶ 1 20 2 14 3 4 4 6 5 8 6 6 7 0 8 9 9 8 10 1
11 16 12 21 13 40 14 6 15 1 16 8 17 45 18 16 19 4 20 3

19日 1つの穴あき計算

□にあてはまる数を書きましょう。

1. $36 ÷ \square = 4$
2. $\square × 4 = 20$
3. $8 + \square = 12$
4. $7 - \square = 3$
5. $\square + 7 = 10$
6. $10 - \square = 4$
7. $56 ÷ \square = 8$
8. $\square + 2 = 5$
9. $12 - \square = 3$
10. $6 + \square = 14$
11. $\square - 7 = 7$
12. $\square + 2 = 17$
13. $\square × 4 = 28$
14. $\square + 5 = 6$
15. $6 × \square = 54$
16. $\square - 4 = 1$
17. $7 + \square = 15$
18. $11 - \square = 8$
19. $\square - 4 = 5$
20. $\square ÷ 4 = 6$

17日の答え ▶
1 ❶12 ❷6 ❸11 ❹2 2 ❶5 ❷3 ❸17 ❹6 3 ❶3 ❷4 ❸15 ❹7
4 ❶2 ❷10 ❸16 ❹2 5 ❶16 ❷2 ❸15 ❹3 6 ❶16 ❷6 ❸17 ❹5 7 ❶9 ❷24 ❸7 ❹12 8 ❶36 ❷2 ❸14 ❹2

20日 マスの数

マスの数をエリアごとに計算して、マスの数の合計を出しましょう。

1.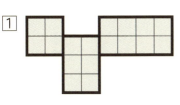

___ × ___ = ( ) 個
　　　　　　　　＋
___ × ___ = ( ) 個
　　　　　　　　＋
___ × ___ = ( ) 個
　　　　　　　　＝
●マスの数の合計 □ 個

2.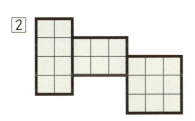

___ × ___ = ( ) 個
　　　　　　　　＋
___ × ___ = ( ) 個
　　　　　　　　＋
___ × ___ = ( ) 個
　　　　　　　　＝
●マスの数の合計 □ 個

3.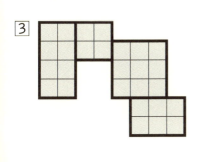

___ × ___ = ( ) 個
　　　　　　　　＋
___ × ___ = ( ) 個
　　　　　　　　＋
___ × ___ = ( ) 個
　　　　　　　　＋
___ × ___ = ( ) 個
　　　　　　　　＝
●マスの数の合計 □ 個

18日の答え ▶ ①6 ②5 ③22 ④4 ⑤1 ⑥11 ⑦13 ⑧10 ⑨3 ⑩3 ⑪1 ⑫24 ⑬1 ⑭9 ⑮6 ⑯0 ⑰1 ⑱10 ⑲18 ⑳10

21日 3つの数の計算

次の計算をしましょう。

1. $8 - 3 - 3 =$
2. $8 + 9 - 5 =$
3. $9 + 3 - 3 =$
4. $6 - 1 + 2 =$
5. $4 + 8 + 7 =$
6. $19 + 6 - 5 =$
7. $6 + 3 - 4 =$
8. $15 - 6 - 2 =$
9. $9 + 7 + 1 =$
10. $9 - 5 + 4 =$
11. $23 - 5 - 7 =$
12. $8 + 4 - 2 =$
13. $11 - 3 - 3 =$
14. $8 - 4 + 6 =$
15. $10 + 5 - 8 =$
16. $1 + 9 - 6 =$
17. $7 - 3 - 1 =$
18. $12 + 6 + 7 =$
19. $5 - 1 + 5 =$
20. $12 - 5 - 2 =$

19日の答え ▶ 1 9 2 5 3 4 4 4 5 3 6 6 7 7 8 3 9 9 10 8 11 14 12 15 13 7 14 1 15 9 16 5 17 8 18 3 19 9 20 24

22日 1つの穴あき計算

□にあてはまる数を書きましょう。

① □ + 6 = 9
② □ − 5 = 5
③ 20 ÷ □ = 4
④ □ × 4 = 16
⑤ □ − 3 = 2
⑥ □ + 6 = 18
⑦ 7 × □ = 56
⑧ 1 + □ = 9
⑨ 10 − □ = 1
⑩ □ + 8 = 17

⑪ □ ÷ 2 = 7
⑫ 32 ÷ □ = 4
⑬ □ × 4 = 24
⑭ □ ÷ 5 = 3
⑮ 13 − □ = 10
⑯ □ × 3 = 6
⑰ 7 + □ = 14
⑱ 8 − □ = 4
⑲ 7 × □ = 49
⑳ □ + 6 = 8

20日の答え▶ ① 2×2=4、3×2=6、2×4=8、18 ② 4×2=8、2×3=6、3×3=9、23 ③ 4×2=8、2×2=4、3×3=9、2×3=6、27

23日 リレー計算

線でつながった2マスには同じ数が入ります。マスに答えを書きましょう。

① 2 + ☐ = 7
　 3 + ☐ = ☐

② 4 + ☐ = 10
　 7 − ☐ = ☐

③ 3 × ☐ = 9
　 12 − ☐ = ☐

④ 14 ÷ ☐ = 7
　 6 + ☐ = ☐

⑤ 19 − ☐ = 16
　 9 × ☐ = ☐

⑥ 6 + 8 = ☐
　 ☐ − 4 = ☐

⑦ 2 × 6 = ☐
　 ☐ ÷ 4 = ☐

⑧ 25 − 8 = ☐
　 ☐ − 3 = ☐

⑨ 13 + 5 = ☐
　 ☐ ÷ 9 = ☐

⑩ 8 × 2 = ☐
　 ☐ + 7 = ☐

21日の答え ▶ ①2 ②12 ③9 ④7 ⑤19 ⑥20 ⑦5 ⑧7 ⑨17 ⑩8 ⑪11 ⑫10 ⑬5 ⑭10 ⑮7 ⑯4 ⑰3 ⑱25 ⑲9 ⑳5

24日 2つの数の計算

次の計算をしましょう。

1. $4 + 7 =$
2. $17 - 6 =$
3. $9 \times 8 =$
4. $9 + 1 =$
5. $14 - 5 =$
6. $2 \times 4 =$
7. $7 + 3 =$
8. $8 - 5 =$
9. $54 \div 9 =$
10. $6 - 4 =$
11. $9 + 6 =$
12. $13 - 9 =$
13. $18 \div 2 =$
14. $7 \times 6 =$
15. $24 \div 8 =$
16. $3 - 1 =$
17. $18 - 3 =$
18. $8 \times 8 =$
19. $5 \times 2 =$
20. $12 - 5 =$

22日の答え ▶ 1 3 2 10 3 5 4 4 5 5 6 12 7 8 8 8 9 9 10 9 11 14 12 8 13 6 14 15 15 3 16 2 17 7 18 4 19 7 20 2

25日 ツリーたし算

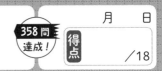

線でつながったマスどうしをたし算して、□に答えを書きましょう。

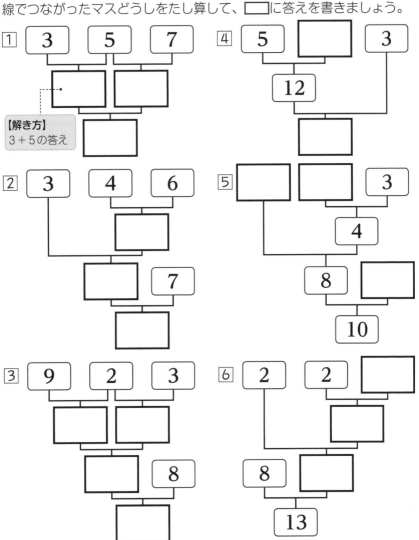

【解き方】
3＋5の答え

23日の答え ▶ ① 5、8 ② 6、1 ③ 3、9 ④ 2、8 ⑤ 3、27
⑥ 14、10 ⑦ 12、3 ⑧ 17、14 ⑨ 18、2 ⑩ 16、23

26日 タテヨコ計算

/32

タテとヨコ、それぞれの計算式を解きましょう。

① 　5　＋　3　＝ ❶ ☐
　　＋　　　×
　　8　－　7　＝ ❷ ☐
　　＝　　　＝
　❸ ☐　❹ ☐

② 　12　－　6　＝ ❶ ☐
　　÷　　　÷
　　6　＋　2　＝ ❷ ☐
　　＝　　　＝
　❸ ☐　❹ ☐

③ 　18　÷　6　＝ ❶ ☐
　　－　　　＋
　　9　÷　3　＝ ❷ ☐
　　＝　　　＝
　❸ ☐　❹ ☐

④ 　6　×　6　＝ ❶ ☐
　　＋　　　－
　　8　÷　4　＝ ❷ ☐
　　＝　　　＝
　❸ ☐　❹ ☐

⑤ 　15　＋　3　＝ ❶ ☐
　　－　　　×
　　5　＋　9　＝ ❷ ☐
　　＝　　　＝
　❸ ☐　❹ ☐

⑥ 　2　×　4　＝ ❶ ☐
　　×　　　÷
　　8　＋　2　＝ ❷ ☐
　　＝　　　＝
　❸ ☐　❹ ☐

⑦ 　14　÷　2　＝ ❶ ☐
　　－　　　＋
　　9　＋　4　＝ ❷ ☐
　　＝　　　＝
　❸ ☐　❹ ☐

⑧ 　5　×　7　＝ ❶ ☐
　　－　　　－
　　4　＋　4　＝ ❷ ☐
　　＝　　　＝
　❸ ☐　❹ ☐

24日の答え ▶ ① 11 ② 11 ③ 72 ④ 10 ⑤ 9 ⑥ 8 ⑦ 10 ⑧ 3 ⑨ 6 ⑩ 2 ⑪ 15 ⑫ 4 ⑬ 9 ⑭ 42 ⑮ 3 ⑯ 2 ⑰ 15 ⑱ 64 ⑲ 10 ⑳ 7

27日 3つの数の計算

次の計算をしましょう。

1. $8 + 6 + 5 =$
2. $14 - 7 - 6 =$
3. $8 - 6 - 2 =$
4. $5 - 1 + 3 =$
5. $7 - 3 - 2 =$
6. $9 - 3 - 3 =$
7. $5 - 2 + 8 =$
8. $9 + 6 - 9 =$
9. $12 + 3 + 8 =$
10. $4 - 1 - 1 =$
11. $3 + 5 + 5 =$
12. $6 + 6 - 9 =$
13. $1 + 5 - 4 =$
14. $18 - 4 - 8 =$
15. $9 - 2 - 1 =$
16. $10 - 3 + 5 =$
17. $4 + 6 - 6 =$
18. $23 - 3 - 9 =$
19. $1 + 4 - 2 =$
20. $13 + 5 - 8 =$

25日の答え ▶ ① 8、12、20 ② 10、13、20 ③ 11、5、16、24 ④ 7、15 ⑤ 4、1、2 ⑥ 1、3、5

28日 1つの穴あき計算

□にあてはまる数を書きましょう。

1. $7 + \boxed{} = 8$
2. $\boxed{} - 6 = 11$
3. $9 - \boxed{} = 3$
4. $\boxed{} - 8 = 7$
5. $5 \times \boxed{} = 40$
6. $\boxed{} + 7 = 14$
7. $\boxed{} - 5 = 6$
8. $2 + \boxed{} = 10$
9. $\boxed{} \div 6 = 2$
10. $\boxed{} + 5 = 9$
11. $18 - \boxed{} = 9$
12. $\boxed{} \div 8 = 9$
13. $\boxed{} \div 4 = 2$
14. $2 + \boxed{} = 7$
15. $14 \div \boxed{} = 2$
16. $\boxed{} \times 8 = 16$
17. $7 \times \boxed{} = 21$
18. $\boxed{} - 2 = 1$
19. $11 - \boxed{} = 4$
20. $42 \div \boxed{} = 7$

26日の答え
1 ❶8 ❷1 ❸13 ❹21 2 ❶6 ❷8 ❸2 ❹3 3 ❶3 ❷3 ❸9 ❹9
4 ❶36 ❷3 ❸14 ❹2 5 ❶18 ❷14 ❸10 ❹27 6 ❶8 ❷10
❸16 ❹2 7 ❶7 ❷13 ❸5 ❹6 8 ❶35 ❷8 ❸1 ❹3

29日 2つの数と3つの数の計算

次の計算をしましょう。

1. $14 - 3 =$
2. $27 - 4 + 1 =$
3. $9 + 4 =$
4. $4 \times 7 =$
5. $12 + 8 - 2 =$
6. $11 + 7 + 9 =$
7. $8 \div 2 =$
8. $4 \times 4 =$
9. $15 - 7 - 8 =$
10. $4 + 2 + 6 =$
11. $7 - 1 + 4 =$
12. $3 \times 3 =$
13. $4 - 2 =$
14. $13 - 2 - 2 =$
15. $2 + 6 + 1 =$
16. $9 \times 7 =$
17. $8 - 7 + 4 =$
18. $5 \times 2 =$
19. $18 \div 6 =$
20. $16 + 5 - 8 =$

27日の答え ▶ 1 19 2 1 3 0 4 7 5 2 6 3 7 11 8 6 9 23 10 2 11 13 12 3 13 2 14 6 15 6 16 12 17 4 18 11 19 3 20 10

30日 ご石の数

  430問達成！ 得点 ／12 月 日

①ご石全体の数→②白のご石の数→③黒のご石の数の順に計算しましょう。

1 ●○○○●
○○○○○
●○○○●
●●●●●

①ご石全体　＿＿＿ × ＿＿＿ ＝（　　　）個

②白のご石　＿＿＿ × ＿＿＿ ＝（　　　）個

③黒のご石　全体の数（　　　）－ 白の数（　　　）＝ ☐ 個

2 ●●○○○○
●●○○○○
●●○○○○
●●●●●●

①ご石全体　＿＿＿ × ＿＿＿ ＝（　　　）個

②白のご石　＿＿＿ × ＿＿＿ ＝（　　　）個

③黒のご石　全体の数（　　　）－ 白の数（　　　）＝ ☐ 個

3 ●●●●●●
●○○○○●
●○○○○●
●●●●●●
●●●●●●

①ご石全体　＿＿＿ × ＿＿＿ ＝（　　　）個

②白のご石　＿＿＿ × ＿＿＿ ＝（　　　）個

③黒のご石　全体の数（　　　）－ 白の数（　　　）＝ ☐ 個

4 ●●●●●●●
●○○○○○●
●○○○○○●
●○○○○○●
●○○○○○●
●○○○○○●

①ご石全体　＿＿＿ × ＿＿＿ ＝（　　　）個

②白のご石　＿＿＿ × ＿＿＿ ＝（　　　）個

③黒のご石　全体の数（　　　）－ 白の数（　　　）＝ ☐ 個

28日の答え　1 1　2 17　3 6　4 15　5 8　6 7　7 11　8 8　9 12　10 4　11 9　12 72　13 8　14 5　15 7　16 2　17 3　18 3　19 7　20 6

31日 2つの数の計算

次の計算をしましょう。

1. $12 \div 3 =$
2. $6 - 5 =$
3. $24 \div 3 =$
4. $2 \times 2 =$
5. $12 - 8 =$
6. $10 - 7 =$
7. $1 + 7 =$
8. $10 + 6 =$
9. $15 - 5 =$
10. $9 - 5 =$
11. $56 \div 8 =$
12. $5 + 9 =$
13. $6 \div 3 =$
14. $36 \div 6 =$
15. $5 + 7 =$
16. $4 + 4 =$
17. $2 \times 6 =$
18. $21 \div 7 =$
19. $6 \times 8 =$
20. $9 - 7 =$

29日の答え ▶ 1 11 2 24 3 13 4 28 5 18 6 27 7 4 8 16 9 0 10 12 11 10 12 9 13 2 14 9 15 9 16 63 17 5 18 10 19 3 20 13

32日 リレー計算

線でつながった2マスには同じ数が入ります。マスに答えを書きましょう。

1. $3 - \boxed{} = 2$
   $\boxed{} + 9 = \boxed{}$

2. $8 \times \boxed{} = 16$
   $\boxed{} + 9 = \boxed{}$

3. $7 - \boxed{} = 4$
   $\boxed{} + 5 = \boxed{}$

4. $10 + \boxed{} = 12$
   $\boxed{} \times 7 = \boxed{}$

5. $13 - \boxed{} = 7$
   $\boxed{} + 4 = \boxed{}$

6. $8 - 5 = \boxed{}$
   $9 \div \boxed{} = \boxed{}$

7. $8 + 0 = \boxed{}$
   $4 \times \boxed{} = \boxed{}$

8. $19 - 8 = \boxed{}$
   $26 - \boxed{} = \boxed{}$

9. $8 - 4 = \boxed{}$
   $16 \div \boxed{} = \boxed{}$

10. $4 - 2 = \boxed{}$
    $5 + \boxed{} = \boxed{}$

30日の答え
1 ①4×5＝20 ②3×3＝9 ③20−9＝11 2 ①4×6＝24 ②3×4＝12 ③24−12＝12 3 ①5×6＝30 ②2×5＝10 ③30−10＝20 4 ①6×6＝36 ②5×5＝25 ③36−25＝11

33日 3つの数の計算

次の計算をしましょう。

1. $5 + 2 + 9 =$
2. $11 - 4 + 8 =$
3. $1 + 8 - 6 =$
4. $9 - 8 + 4 =$
5. $5 - 1 - 3 =$
6. $2 + 4 + 9 =$
7. $23 - 6 - 1 =$
8. $15 + 2 + 3 =$
9. $9 - 3 - 4 =$
10. $4 + 4 - 3 =$
11. $8 + 5 + 5 =$
12. $8 - 2 - 5 =$
13. $7 + 4 + 4 =$
14. $11 + 4 + 7 =$
15. $3 + 4 - 2 =$
16. $7 - 5 - 1 =$
17. $18 - 6 - 4 =$
18. $1 + 3 + 3 =$
19. $13 - 6 - 3 =$
20. $5 + 7 - 8 =$

31日の答え ▶ ①4 ②1 ③8 ④4 ⑤4 ⑥3 ⑦8 ⑧16 ⑨10 ⑩4 ⑪7 ⑫14 ⑬2 ⑭6 ⑮12 ⑯8 ⑰12 ⑱3 ⑲48 ⑳2

34日 3つの穴あき計算

得点 /30

3つの式の答えが同じになるように、□にあてはまる数を書きましょう。

1. 9 + 7 = ❶ 16 = 4 × ❷ 4 = ❸ 8 + 8
2. 18 ÷ 6 = ❶ 3 = 7 − ❷ 4 = ❸ 2 + 1
3. 3 × 3 = ❶ 9 = 18 ÷ ❷ 2 = ❸ 7 + 2
4. 16 ÷ 2 = ❶ 8 = 13 − ❷ 5 = ❸ 6 + 2
5. 9 − 3 = ❶ 6 = 8 − ❷ 2 = ❸ 2 × 3
6. 5 × 2 = ❶ 10 = 3 + ❷ 7 = ❸ 6 + 4
7. 20 ÷ 5 = ❶ 4 = 9 − ❷ 5 = ❸ 1 + 3
8. 5 + 6 = ❶ 11 = 13 − ❷ 2 = ❸ 4 + 7
9. 12 − 4 = ❶ 8 = 2 × ❷ 4 = ❸ 5 + 3
10. 3 + 2 = ❶ 5 = 10 ÷ ❷ 2 = ❸ 1 + 4

32日の答え ▶ 1 1、10 2 2、11 3 3、8 4 2、14 5 6、10 6 3、3 7 8、32 8 11、15 9 4、4 10 2、7

35日 マスの数

493問達成！ 　得点 ／13　月　日

マスの数をエリアごとに計算して、マスの数の合計を出しましょう。

1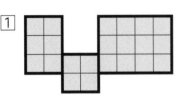

____ × ____ = (　　) 個
　　　　　　＋
____ × ____ = (　　) 個
　　　　　　＋
____ × ____ = (　　) 個
　　　　　　＝
●マスの数の合計 □ 個

2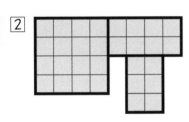

____ × ____ = (　　) 個
　　　　　　＋
____ × ____ = (　　) 個
　　　　　　＋
____ × ____ = (　　) 個
　　　　　　＝
●マスの数の合計 □ 個

3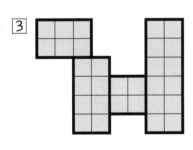

____ × ____ = (　　) 個
　　　　　　＋
____ × ____ = (　　) 個
　　　　　　＋
____ × ____ = (　　) 個
　　　　　　＋
____ × ____ = (　　) 個
　　　　　　＝
●マスの数の合計 □ 個

33日の答え ▶ 1 16　2 15　3 3　4 5　5 1　6 15　7 16　8 20　9 2　10 5　11 18　12 1　13 15　14 22　15 5　16 1　17 8　18 7　19 4　20 4

36日 2つの数と3つの数の計算

次の計算をしましょう。

1. $4 \times 5 =$
2. $18 \div 9 =$
3. $1 + 1 + 8 =$
4. $4 + 6 - 9 =$
5. $7 + 8 =$
6. $11 + 1 + 1 =$
7. $5 + 5 + 5 =$
8. $48 \div 6 =$
9. $15 + 2 + 4 =$
10. $12 - 3 - 7 =$
11. $7 \times 2 =$
12. $9 - 4 =$
13. $4 + 4 - 7 =$
14. $14 - 3 =$
15. $3 \times 2 =$
16. $3 + 1 + 1 =$
17. $18 \div 3 =$
18. $2 \times 8 =$
19. $2 + 9 + 3 =$
20. $27 - 2 + 3 =$

34日の答え▶ ①❶16❷4❸8 ②❶3❷4❸2 ③❶9❷2❸7 ④❶8❷5❸6 ⑤❶6❷2❸2 ⑥❶10❷7❸6 ⑦❶4❷5❸1 ⑧❶11❷2❸4 ⑨❶8❷4❸5 ⑩❶5❷2❸1

37日 リレー計算

線でつながった2マスには同じ数が入ります。マスに答えを書きましょう。

① $10 + \boxed{} = 11$
　$4 \div \boxed{} = \boxed{}$

② $10 + \boxed{} = 18$
　$7 \times \boxed{} = \boxed{}$

③ $10 - \boxed{} = 8$
　$8 \div \boxed{} = \boxed{}$

④ $12 + \boxed{} = 21$
　$3 \times \boxed{} = \boxed{}$

⑤ $5 - \boxed{} = 1$
　$2 + \boxed{} = \boxed{}$

⑥ $9 - 4 = \boxed{}$
　$\boxed{} \times 8 = \boxed{}$

⑦ $6 - 3 = \boxed{}$
　$\boxed{} + 9 = \boxed{}$

⑧ $19 + 5 = \boxed{}$
　$\boxed{} \div 3 = \boxed{}$

⑨ $17 + 8 = \boxed{}$
　$\boxed{} \div 5 = \boxed{}$

⑩ $6 + 7 = \boxed{}$
　$\boxed{} - 9 = \boxed{}$

35日の答え
① 3×2=6、2×2=4、3×4=12、22　② 4×4=16、2×4=8、3×2=6、30　③ 2×3=6、4×2=8、2×2=4、6×2=12、30

38日 1つの穴あき計算

□にあてはまる数を書きましょう。

1. $24 - \Box = 19$
2. $\Box - 1 = 7$
3. $\Box + 4 = 13$
4. $3 \times \Box = 15$
5. $3 + \Box = 4$
6. $\Box \times 4 = 32$
7. $\Box + 4 = 14$
8. $7 \times \Box = 42$
9. $\Box - 3 = 4$
10. $\Box \div 8 = 2$
11. $1 + \Box = 7$
12. $\Box - 8 = 1$
13. $18 + \Box = 22$
14. $\Box \div 7 = 2$
15. $\Box + 5 = 13$
16. $2 \times \Box = 8$
17. $\Box - 6 = 0$
18. $5 + \Box = 7$
19. $\Box - 8 = 11$
20. $7 \times \Box = 21$

36日の答え ▶ 1 20 2 2 3 10 4 1 5 15 6 13 7 15 8 8 9 21 10 2
11 14 12 5 13 1 14 11 15 6 16 5 17 6 18 16 19 14 20 28

39日 2つの数の計算

次の計算をしましょう。

1. $5 - 2 =$
2. $7 \times 8 =$
3. $8 - 2 =$
4. $18 \div 2 =$
5. $9 \times 8 =$
6. $45 \div 9 =$
7. $2 \times 5 =$
8. $2 - 1 =$
9. $7 \times 4 =$
10. $23 - 6 =$
11. $3 + 3 =$
12. $2 + 2 =$
13. $8 + 7 =$
14. $14 \div 2 =$
15. $9 - 5 =$
16. $4 \times 5 =$
17. $6 - 1 =$
18. $17 - 2 =$
19. $5 \times 5 =$
20. $4 \times 8 =$

37日の答え ▶ 1 1、4 2 8、56 3 2、4 4 9、27 5 4、6 6 5、40 7 3、12 8 24、8 9 25、5 10 13、4

40日 ツリーたし算

線でつながったマスどうしをたし算して、□に答えを書きましょう。

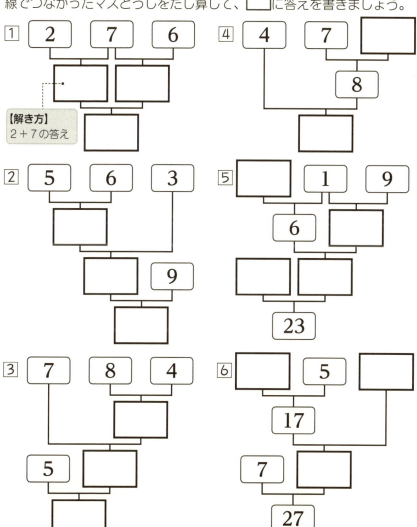

41日 3つの数の計算

次の計算をしましょう。

1. $4 + 8 - 3 =$
2. $10 - 3 + 0 =$
3. $3 + 7 - 6 =$
4. $11 + 8 + 1 =$
5. $8 - 2 - 4 =$
6. $1 + 2 + 3 =$
7. $18 - 5 + 2 =$
8. $14 + 3 + 5 =$
9. $7 + 4 - 9 =$
10. $13 - 9 - 2 =$
11. $6 + 0 - 1 =$
12. $6 + 5 - 3 =$
13. $1 + 8 + 5 =$
14. $7 - 2 + 5 =$
15. $9 - 3 - 2 =$
16. $7 + 7 + 5 =$
17. $4 + 3 + 1 =$
18. $9 + 9 - 6 =$
19. $28 - 5 + 1 =$
20. $3 - 2 + 8 =$

39日の答え▶ 1 3 2 56 3 6 4 9 5 72 6 5 7 10 8 1 9 28 10 17
11 6 12 4 13 15 14 7 15 4 16 20 17 5 18 15 19 25 20 32

42日 タテヨコ計算

597問達成！　　月　日　得点／32

タテとヨコ、それぞれの計算式を解きましょう。

1. 16 − 5 = ❶□
   ÷　　 +
   4 − 3 = ❷□
   =　　 =
   ❸□ ❹□

5. 18 ÷ 6 = ❶□
   −　　 −
   9 − 2 = ❷□
   =　　 =
   ❸□ ❹□

2. 4 + 5 = ❶□
   +　　 ×
   2 × 8 = ❷□
   =　　 =
   ❸□ ❹□

6. 9 × 2 = ❶□
   −　　 ×
   7 + 3 = ❷□
   =　　 =
   ❸□ ❹□

3. 15 − 8 = ❶□
   −　　 ÷
   9 + 2 = ❷□
   =　　 =
   ❸□ ❹□

7. 8 − 6 = ❶□
   +　　 ÷
   4 × 3 = ❷□
   =　　 =
   ❸□ ❹□

4. 8 − 5 = ❶□
   +　　 −
   9 ÷ 3 = ❷□
   =　　 =
   ❸□ ❹□

8. 4 × 7 = ❶□
   ×　　 −
   6 − 3 = ❷□
   =　　 =
   ❸□ ❹□

40日の答え▶ 1 9、13、22　2 11、14、23　3 12、19、24　4 1、12　5 5、10、7、16　6 12、3、20

43日 2つの数と3つの数の計算

次の計算をしましょう。

1. $9 - 5 + 4 =$
2. $12 \div 6 =$
3. $3 \times 7 =$
4. $15 - 6 =$
5. $22 - 6 - 4 =$
6. $4 + 3 - 5 =$
7. $5 - 1 - 3 =$
8. $9 \div 9 =$
9. $8 - 3 =$
10. $16 \div 2 =$
11. $14 - 2 - 9 =$
12. $40 \div 8 =$
13. $12 + 5 + 8 =$
14. $10 + 0 - 9 =$
15. $54 \div 6 =$
16. $3 + 3 - 4 =$
17. $7 \times 8 =$
18. $20 - 8 + 4 =$
19. $15 \div 5 =$
20. $6 \div 2 =$

41日の答え
1. 9 2. 7 3. 4 4. 20 5. 2 6. 6 7. 15 8. 22 9. 2 10. 2
11. 5 12. 8 13. 14 14. 10 15. 4 16. 19 17. 8 18. 12 19. 24 20. 9

44日 1つの穴あき計算

□にあてはまる数を書きましょう。

1. $27 \div \square = 9$
2. $\square + 5 = 8$
3. $\square - 6 = 4$
4. $7 \times \square = 14$
5. $\square + 9 = 10$
6. $\square + 5 = 10$
7. $\square \times 7 = 42$
8. $\square - 9 = 10$
9. $12 \div \square = 3$
10. $5 + \square = 12$
11. $\square \div 1 = 6$
12. $9 \times \square = 36$
13. $\square + 4 = 11$
14. $6 + \square = 15$
15. $\square \div 2 = 6$
16. $\square \times 8 = 72$
17. $16 - \square = 9$
18. $5 + \square = 13$
19. $4 - \square = 3$
20. $\square \times 4 = 20$

42日の答え▶
1 ❶11 ❷1 ❸4 ❹8　2 ❶9 ❷16 ❸6 ❹40　3 ❶7 ❷11 ❸6 ❹4
4 ❶3 ❷3 ❸17 ❹2　5 ❶3 ❷7 ❸9 ❹4　6 ❶18 ❷10 ❸2 ❹6
7 ❶2 ❷12 ❸12 ❹2　8 ❶28 ❷3 ❸24 ❹4

45日 ご石の数

月　日
得点　／12

①ご石全体の数→②白のご石の数→③黒のご石の数の順に計算しましょう。

1　●○○○○
　●○○○○
　●○○○○
　●●●●●

①ご石全体　___ × ___ =（　）個

②白のご石　___ × ___ =（　）個

③黒のご石　(全体の数)（　）－(白の数)（　）＝ ☐ 個

2　●●●●●
　●○○○○
　●○○○○
　●○○○○
　●○○○○

①ご石全体　___ × ___ =（　）個

②白のご石　___ × ___ =（　）個

③黒のご石　(全体の数)（　）－(白の数)（　）＝ ☐ 個

3　●○○○
　●○○○
　●○○○
　●○○○
　●●●●
　●●●●

①ご石全体　___ × ___ =（　）個

②白のご石　___ × ___ =（　）個

③黒のご石　(全体の数)（　）－(白の数)（　）＝ ☐ 個

4　●●●●●●
　●●●●●●
　●○○○○○
　●○○○○○
　●○○○○○
　●○○○○○

①ご石全体　___ × ___ =（　）個

②白のご石　___ × ___ =（　）個

③黒のご石　(全体の数)（　）－(白の数)（　）＝ ☐ 個

43日の答え▶ 1 8　2 2　3 21　4 9　5 12　6 2　7 1　8 1　9 5　10 8
11 3　12 5　13 25　14 1　15 9　16 2　17 56　18 16　19 3　20 3

46日 2つの数の計算

月 日
得点 /20

次の計算をしましょう。

1. 10 − 7 =
2. 8 ÷ 4 =
3. 14 − 9 =
4. 7 − 4 =
5. 18 ÷ 2 =
6. 9 × 7 =
7. 16 ÷ 4 =
8. 3 ÷ 3 =
9. 26 − 9 =
10. 5 + 1 =
11. 10 − 2 =
12. 2 + 7 =
13. 2 × 2 =
14. 15 − 8 =
15. 24 ÷ 3 =
16. 9 × 4 =
17. 6 + 9 =
18. 5 × 3 =
19. 13 + 3 =
20. 8 − 2 =

44日の答え ▶ 1 3 2 3 3 10 4 2 5 1 6 5 7 6 8 19 9 4 10 7 11 6 12 4 13 7 14 9 15 12 16 9 17 7 18 8 19 1 20 5

47日 リレー計算

線でつながった2マスには同じ数が入ります。マスに答えを書きましょう。

① $4 - \boxed{} = 1$
　$\boxed{} \times 3 = \boxed{}$

② $3 + \boxed{} = 10$
　$\boxed{} - 3 = \boxed{}$

③ $3 + \boxed{} = 11$
　$\boxed{} - 7 = \boxed{}$

④ $10 - \boxed{} = 5$
　$\boxed{} - 4 = \boxed{}$

⑤ $25 - \boxed{} = 7$
　$\boxed{} + 2 = \boxed{}$

⑥ $8 - 2 = \boxed{}$
　$4 \times \boxed{} = \boxed{}$

⑦ $12 + 6 = \boxed{}$
　$22 - \boxed{} = \boxed{}$

⑧ $6 - 4 = \boxed{}$
　$5 + \boxed{} = \boxed{}$

⑨ $2 + 2 = \boxed{}$
　$4 \times \boxed{} = \boxed{}$

⑩ $9 - 6 = \boxed{}$
　$12 \div \boxed{} = \boxed{}$

45日の答え
① ①4×5=20 ②3×4=12 ③20-12=8 ② ①5×5=25 ②4×4=16 ③25-16=9 ③ ①6×4=24 ②4×3=12 ③24-12=12 ④ ①6×5=30 ②4×4=16 ③30-16=14

48日 1つの穴あき計算

□にあてはまる数を書きましょう。

1. □ ÷ 8 = 6
2. □ − 7 = 1
3. □ × 5 = 45
4. 6 + □ = 15
5. □ − 5 = 2
6. 12 ÷ □ = 6
7. □ − 9 = 3
8. 9 + □ = 10
9. □ ÷ 3 = 8
10. □ + 6 = 13
11. 4 × □ = 28
12. 2 × □ = 4
13. 13 − □ = 8
14. 15 ÷ □ = 3
15. □ × 3 = 9
16. □ + 4 = 5
17. 28 − □ = 25
18. 3 × □ = 27
19. □ − 8 = 8
20. 2 − □ = 1

46日の答え ▶ 1 3 2 2 3 5 4 3 5 9 6 63 7 4 8 1 9 17 10 6 11 8 12 9 13 4 14 7 15 8 16 36 17 15 18 15 19 16 20 6

49日 3つの数の計算

次の計算をしましょう。

1. $8 + 5 - 7 =$
2. $7 - 6 + 3 =$
3. $7 - 2 + 9 =$
4. $5 + 1 - 3 =$
5. $1 + 9 - 8 =$
6. $14 - 4 + 3 =$
7. $9 - 7 + 2 =$
8. $8 + 3 - 7 =$
9. $12 - 7 + 2 =$
10. $20 - 1 - 3 =$
11. $12 + 1 + 7 =$
12. $3 + 7 - 1 =$
13. $3 + 3 - 5 =$
14. $8 + 7 + 2 =$
15. $6 - 1 + 3 =$
16. $9 + 0 - 3 =$
17. $21 - 3 - 6 =$
18. $12 + 3 - 7 =$
19. $10 - 2 + 9 =$
20. $5 + 7 + 1 =$

47日の答え ▶ 1 3、9 2 7、4 3 8、1 4 5、1 5 18、20 6 6、24 7 18、4 8 2、7 9 4、16 10 3、4

50日 マスの数

マスの数をエリアごとに計算して、マスの数の合計を出しましょう。

1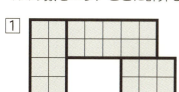

___ × ___ = (　　)個
　　　　　　　　　　　＋
___ × ___ = (　　)個
　　　　　　　　　　　＋
___ × ___ = (　　)個
　　　　　　　　　　　＝

●マスの数の合計 [　　] 個

2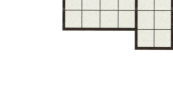

___ × ___ = (　　)個
　　　　　　　　　　　＋
___ × ___ = (　　)個
　　　　　　　　　　　＋
___ × ___ = (　　)個
　　　　　　　　　　　＝

●マスの数の合計 [　　] 個

3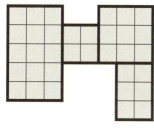

___ × ___ = (　　)個
　　　　　　　　　　　＋
___ × ___ = (　　)個
　　　　　　　　　　　＋
___ × ___ = (　　)個
　　　　　　　　　　　＋
___ × ___ = (　　)個
　　　　　　　　　　　＝

●マスの数の合計 [　　] 個

48日の答え ▶ 1 48　2 8　3 9　4 9　5 7　6 2　7 12　8 1　9 24　10 7　11 7　12 2　13 5　14 5　15 3　16 1　17 3　18 9　19 16　20 1

51日 3つの穴あき計算

3つの式の答えが同じになるように、□にあてはまる数を書きましょう。

1. $14 - 3 =$ ❶ 11 $= 5 +$ ❷ 6 $=$ ❸ 3 $+ 8$

2. $5 + 4 =$ ❶ 9 $= 27 ÷$ ❷ 3 $=$ ❸ 8 $+ 1$

3. $9 ÷ 3 =$ ❶ 3 $= 7 -$ ❷ 4 $=$ ❸ 1 $+ 2$

4. $6 × 3 =$ ❶ 18 $= 13 +$ ❷ 5 $=$ ❸ 9 $× 2$

5. $6 + 4 =$ ❶ 10 $= 16 -$ ❷ 6 $=$ ❸ 12 $- 2$

6. $2 × 6 =$ ❶ 12 $= 15 -$ ❷ 3 $=$ ❸ 4 $× 3$

7. $3 × 5 =$ ❶ 15 $= 19 -$ ❷ 4 $=$ ❸ 6 $+ 9$

8. $15 - 8 =$ ❶ 7 $= 11 -$ ❷ 4 $=$ ❸ 1 $+ 6$

9. $5 + 2 =$ ❶ 7 $= 14 ÷$ ❷ 2 $=$ ❸ 3 $+ 4$

10. $18 ÷ 3 =$ ❶ 6 $= 12 ÷$ ❷ 2 $=$ ❸ 3 $× 2$

49日の答え ▶ ①6 ②4 ③14 ④3 ⑤2 ⑥13 ⑦4 ⑧4 ⑨7 ⑩16 ⑪20 ⑫9 ⑬1 ⑭17 ⑮8 ⑯6 ⑰12 ⑱8 ⑲17 ⑳13

52日 3つの数の計算

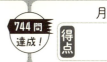

月　日
得点　／20

次の計算をしましょう。

1. $9 - 4 + 5 =$
2. $8 - 3 - 2 =$
3. $10 - 4 + 1 =$
4. $21 + 9 - 9 =$
5. $9 - 6 + 3 =$
6. $13 - 7 - 4 =$
7. $7 + 9 - 5 =$
8. $9 - 1 - 3 =$
9. $10 - 5 - 2 =$
10. $8 + 1 - 3 =$
11. $5 + 9 - 1 =$
12. $8 + 8 - 4 =$
13. $2 + 4 + 7 =$
14. $14 - 2 + 8 =$
15. $9 + 6 - 8 =$
16. $14 - 7 - 3 =$
17. $8 + 0 + 8 =$
18. $16 + 5 + 1 =$
19. $5 + 1 - 4 =$
20. $11 - 3 - 5 =$

50日の答え ① $4×2=8$、$2×5=10$、$2×3=6$、24　② $2×2=4$、$3×4=12$、$3×2=6$、22　③ $5×3=15$、$2×2=4$、$3×3=9$、$3×2=6$、34

53日 タテヨコ計算

/32

タテとヨコ、それぞれの計算式を解きましょう。

① 8 − 6 = ❶□
  + ×
  9 ÷ 3 = ❷□
  = =
  ❸□ ❹□

⑤ 6 × 8 = ❶□
  − −
  3 − 1 = ❷□
  = =
  ❸□ ❹□

② 11 + 8 = ❶□
  − −
  2 × 5 = ❷□
  = =
  ❸□ ❹□

⑥ 9 − 2 = ❶□
  × ×
  7 + 4 = ❷□
  = =
  ❸□ ❹□

③ 7 + 7 = ❶□
  + −
  9 − 4 = ❷□
  = =
  ❸□ ❹□

⑦ 17 − 3 = ❶□
  − +
  8 + 6 = ❷□
  = =
  ❸□ ❹□

④ 9 − 5 = ❶□
  + −
  3 × 2 = ❷□
  = =
  ❸□ ❹□

⑧ 18 − 7 = ❶□
  ÷ ×
  6 × 2 = ❷□
  = =
  ❸□ ❹□

51日の答え
① ❶11 ❷6 ❸3　② ❶19 ❷3 ❸8　③ ❶3 ❷4 ❸1　④ ❶18 ❷5
❸9　⑤ ❶10 ❷6 ❸12　⑥ ❶12 ❷3 ❸4　⑦ ❶15 ❷4 ❸6
⑧ ❶7 ❷4 ❸1　⑨ ❶7 ❷2 ❸3　⑩ ❶6 ❷2 ❸3

54日 2つの数の計算

次の計算をしましょう。

1. $28 \div 4 =$
2. $4 \times 3 =$
3. $6 + 7 =$
4. $7 - 5 =$
5. $36 \div 4 =$
6. $8 + 5 =$
7. $12 + 9 =$
8. $8 \times 4 =$
9. $13 + 6 =$
10. $11 - 6 =$
11. $8 - 4 =$
12. $6 \times 4 =$
13. $15 - 1 =$
14. $20 \div 5 =$
15. $5 \times 6 =$
16. $2 + 8 =$
17. $3 \times 5 =$
18. $4 \div 2 =$
19. $16 - 7 =$
20. $27 \div 9 =$

52日の答え ▶ 1 10 2 3 3 7 4 21 5 6 6 2 7 11 8 5 9 3 10 6 11 13 12 12 13 13 14 20 15 7 16 4 17 16 18 22 19 2 20 3

55日 ツリーたし算

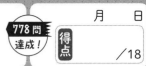

線でつながったマスどうしをたし算して、□に答えを書きましょう。

① 3 4 2

【解き方】
3 + 4 の答え

② 4 6 2 … 7

③ 5 9 7 … 4

④ □ □ 7 … 15 … 21

⑤ 5 □ 2 … 8 … 28

⑥ 4 7 8 … 24

53日の答え
① ❶2 ❷3 ❸17 ❹18 ② ❶19 ❷10 ❸9 ❹3 ③ ❶14 ❷5 ❸16 ❹3 ④ ❶4 ❷6 ❸12 ❹3 ⑤ ❶48 ❷23 ❸7 ⑥ ❶7 ❷11 ❸63 ❹8 ⑦ ❶14 ❷14 ❸9 ❹9 ⑧ ❶11 ❷12 ❸4 ❹14

56日 3つの穴あき計算

3つの式の答えが同じになるように、□にあてはまる数を書きましょう。

1. $1 + 5 = $ ❶□ $= 13 - $ ❷□ $= $ ❸□ $+ 4$

2. $20 ÷ 4 = $ ❶□ $= 8 - $ ❷□ $= $ ❸□ $+ 1$

3. $8 × 2 = $ ❶□ $= 20 - $ ❷□ $= $ ❸□ $× 4$

4. $2 × 3 = $ ❶□ $= 12 ÷ $ ❷□ $= $ ❸□ $- 3$

5. $11 - 4 = $ ❶□ $= 14 - $ ❷□ $= $ ❸□ $+ 2$

6. $7 + 2 = $ ❶□ $= 18 ÷ $ ❷□ $= $ ❸□ $+ 5$

7. $8 + 5 = $ ❶□ $= 19 - $ ❷□ $= $ ❸□ $+ 9$

8. $3 × 4 = $ ❶□ $= 18 - $ ❷□ $= $ ❸□ $+ 7$

9. $24 ÷ 4 = $ ❶□ $= 12 - $ ❷□ $= $ ❸□ $+ 2$

10. $6 + 9 = $ ❶□ $= 3 × $ ❷□ $= $ ❸□ $+ 8$

54日の答え▶ 1 7 2 12 3 13 4 2 5 9 6 13 7 21 8 32 9 19 10 5 11 4 12 24 13 14 14 4 15 30 16 10 17 15 18 2 19 9 20 3

57日 タテヨコ計算

796問達成！ 得点 /32

タテとヨコ、それぞれの計算式を解きましょう。

① 　3 − 2 ＝ **1**
　　×　　＋
　　4 ＋ 6 ＝ **10**
　　＝　　＝
　　12　**8**

⑤ 　7 ＋ 9 ＝ **16**
　　＋　　−
　　4 − 2 ＝ **2**
　　＝　　＝
　　11　**7**

② 　14 − 8 ＝ **6**
　　÷　　−
　　2 ＋ 5 ＝ **7**
　　＝　　＝
　　7　**3**

⑥ 　18 − 3 ＝ **15**
　　÷　　＋
　　9 − 4 ＝ **5**
　　＝　　＝
　　2　**7**

③ 　3 ＋ 7 ＝ **10**
　　＋　　−
　　6 ÷ 3 ＝ **2**
　　＝　　＝
　　9　**4**

⑦ 　10 ÷ 2 ＝ **5**
　　−　　×
　　9 × 6 ＝ **54**
　　＝　　＝
　　1　**12**

④ 　15 − 9 ＝ **6**
　　÷　　＋
　　5 − 2 ＝ **3**
　　＝　　＝
　　3　**11**

⑧ 　14 − 9 ＝ **5**
　　＋　　×
　　7 − 5 ＝ **2**
　　＝　　＝
　　21　**45**

55日の答え ① 7、6、13　② 8、12、19　③ 14、21、25　④ 6、8　⑤ 6、11、9、19　⑥ 11、19、5

58日 2つの数と3つの数の計算

次の計算をしましょう。

1. $16 \div 8 =$
2. $8 - 7 + 1 =$
3. $2 + 6 + 2 =$
4. $7 - 6 =$
5. $3 \times 2 =$
6. $29 - 4 - 3 =$
7. $12 - 4 =$
8. $4 \times 7 =$
9. $7 - 5 + 6 =$
10. $11 + 2 =$
11. $1 + 3 + 6 =$
12. $12 \div 3 =$
13. $3 \times 6 =$
14. $2 + 7 + 6 =$
15. $14 - 7 - 5 =$
16. $27 \div 9 =$
17. $4 + 4 =$
18. $19 + 9 - 2 =$
19. $4 + 6 + 3 =$
20. $8 \times 5 =$

56日の答え ▶ ① ❶6 ❷7 ❸2 ② ❶5 ❷3 ❸4 ③ ❶16 ❷4 ❸4 ④ ❶6 ❷2 ❸9 ⑤ ❶7 ❷7 ❸5 ⑥ ❶9 ❷2 ❸4 ⑦ ❶13 ❷6 ❸4 ⑧ ❶12 ❷6 ❸5 ⑨ ❶6 ❷6 ❸4 ⑩ ❶15 ❷5 ❸7

59日 1つの穴あき計算

□にあてはまる数を書きましょう。

1. □ − 9 = 10
2. 6 − □ = 3
3. □ − 5 = 7
4. □ ÷ 4 = 5
5. □ + 2 = 6
6. □ ÷ 2 = 7
7. 10 − □ = 2
8. □ ÷ 9 = 2
9. 5 × □ = 35
10. 16 ÷ □ = 4
11. 4 − □ = 3
12. 19 + □ = 24
13. □ ÷ 5 = 3
14. 6 × □ = 24
15. □ ÷ 2 = 2
16. □ × 4 = 8
17. □ − 5 = 3
18. 12 + □ = 21
19. 1 + □ = 7
20. 5 + □ = 10

57日の答え▶
1 ❶1 ❷10 ❸12 ❹8　2 ❶6 ❷7 ❸7 ❹3　3 ❶10 ❷2 ❸9 ❹4
4 ❶6 ❷3 ❸3 ❹11　5 ❶16 ❷2 ❸11 ❹7　6 ❶15 ❷5 ❸2 ❹7
7 ❶5 ❷54 ❸1 ❹12　8 ❶5 ❷2 ❸21 ❹45

60日 ご石の数

①ご石全体の数→②白のご石の数→③黒のご石の数の順に計算しましょう。

1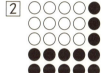

①ご石全体 ____ × ____ = ( ) 個

②白のご石 ____ × ____ = ( ) 個

③黒のご石 全体の数 ( ) − 白の数 ( ) = □ 個

2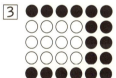

①ご石全体 ____ × ____ = ( ) 個

②白のご石 ____ × ____ = ( ) 個

③黒のご石 全体の数 ( ) − 白の数 ( ) = □ 個

3

①ご石全体 ____ × ____ = ( ) 個

②白のご石 ____ × ____ = ( ) 個

③黒のご石 全体の数 ( ) − 白の数 ( ) = □ 個

4

①ご石全体 ____ × ____ = ( ) 個

②白のご石 ____ × ____ = ( ) 個

③黒のご石 全体の数 ( ) − 白の数 ( ) = □ 個

58日の答え ▶ 1 2　2 2　3 10　4 1　5 6　6 22　7 8　8 28　9 8　10 13　11 10　12 4　13 18　14 15　15 2　16 3　17 8　18 26　19 13　20 40

61日 リレー計算

線でつながった2マスには同じ数が入ります。マスに答えを書きましょう。

1. $6 + \square = 10$
   $\square - 1 = \square$

2. $9 - \square = 3$
   $\square \div 2 = \square$

3. $17 + \square = 24$
   $\square - 7 = \square$

4. $1 + \square = 3$
   $\square \times 3 = \square$

5. $5 + \square = 21$
   $\square + 2 = \square$

6. $11 - 9 = \square$
   $9 \times \square = \square$

7. $8 + 1 = \square$
   $27 \div \square = \square$

8. $2 + 5 = \square$
   $9 - \square = \square$

9. $4 + 3 = \square$
   $3 \times \square = \square$

10. $1 + 5 = \square$
    $30 \div \square = \square$

59日の答え 1 19 2 3 3 12 4 20 5 4 6 14 7 8 8 18 9 7 10 4 11 1 12 5 13 15 14 4 15 4 16 2 17 8 18 9 19 6 20 5

62日 3つの数の計算

次の計算をしましょう。

1. $7 - 4 + 8 =$
2. $24 - 2 - 1 =$
3. $7 + 6 - 3 =$
4. $8 + 5 + 1 =$
5. $1 + 5 - 2 =$
6. $8 + 8 - 2 =$
7. $9 - 8 + 4 =$
8. $2 + 1 - 3 =$
9. $12 + 4 - 8 =$
10. $3 - 1 + 6 =$
11. $10 - 1 - 3 =$
12. $14 + 4 + 2 =$
13. $7 + 9 - 7 =$
14. $8 - 2 - 2 =$
15. $13 + 1 + 8 =$
16. $8 - 3 - 2 =$
17. $1 + 2 + 6 =$
18. $16 - 1 + 8 =$
19. $9 - 8 + 0 =$
20. $5 - 2 - 2 =$

60日の答え ▶ 1 ①$4 × 5 = 20$ ②$2 × 3 = 6$ ③$20 - 6 = 14$ 2 ①$5 × 5 = 25$ ②$3 × 4 = 12$ ③$25 - 12 = 13$ 3 ①$5 × 6 = 30$ ②$3 × 4 = 12$ ③$30 - 12 = 18$ 4 ①$6 × 6 = 36$ ②$5 × 4 = 20$ ③$36 - 20 = 16$

63日 1つの穴あき計算

□にあてはまる数を書きましょう。

1. □ − 3 = 7
2. 48 ÷ □ = 6
3. 9 − □ = 5
4. □ − 6 = 1
5. 5 × □ = 10
6. 8 × □ = 24
7. 7 × □ = 14
8. □ ÷ 7 = 4
9. □ + 1 = 5
10. □ ÷ 9 = 2
11. □ − 9 = 2
12. 16 ÷ □ = 4
13. □ + 5 = 7
14. 3 × □ = 9
15. 9 − □ = 7
16. □ × 7 = 42
17. 7 + □ = 11
18. □ + 2 = 3
19. □ × 5 = 40
20. 3 × □ = 18

61日の答え▶ 1 4、3 2 6、3 3 7、0 4 2、6 5 16、18 6 2、18 7 9、3 8 7、2 9 7、21 10 6、5

64日 2つの数の計算

次の計算をしましょう。

1. 32 ÷ 8 =
2. 12 ÷ 6 =
3. 16 − 8 =
4. 1 + 1 =
5. 13 − 9 =
6. 10 + 1 =
7. 6 + 6 =
8. 24 ÷ 6 =
9. 8 − 6 =
10. 11 − 3 =
11. 4 + 4 =
12. 8 × 7 =
13. 2 + 3 =
14. 9 × 9 =
15. 5 + 5 =
16. 17 − 9 =
17. 1 + 3 =
18. 10 − 2 =
19. 36 ÷ 6 =
20. 9 − 8 =

62日の答え ▶ ①11 ②21 ③10 ④14 ⑤4 ⑥14 ⑦5 ⑧0 ⑨8 ⑩8 ⑪6 ⑫20 ⑬9 ⑭4 ⑮22 ⑯3 ⑰9 ⑱23 ⑲1 ⑳1

65日 マスの数

マスの数をエリアごとに計算して、マスの数の合計を出しましょう。

1.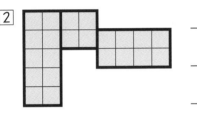

___ × ___ = ( ) 個
+
___ × ___ = ( ) 個
+
___ × ___ = ( ) 個
=

●マスの数の合計 □ 個

2.

___ × ___ = ( ) 個
+
___ × ___ = ( ) 個
+
___ × ___ = ( ) 個
=

●マスの数の合計 □ 個

3.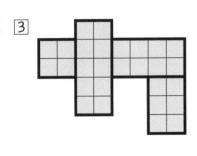

___ × ___ = ( ) 個
+
___ × ___ = ( ) 個
+
___ × ___ = ( ) 個
+
___ × ___ = ( ) 個
=

●マスの数の合計 □ 個

63日の答え ▶ ①10 ②8 ③4 ④7 ⑤2 ⑥3 ⑦2 ⑧28 ⑨4 ⑩18 ⑪11 ⑫4 ⑬2 ⑭3 ⑮2 ⑯6 ⑰4 ⑱1 ⑲8 ⑳6

66日 タテヨコ計算

921問達成！

月　日　得点／32

タテとヨコ、それぞれの計算式を解きましょう。

1. 　6　＋　1　＝ ❶☐
　　×　　　＋
　　5　－　3　＝ ❷☐
　　＝　　　＝
　❸☐　❹☐

5. 　9　÷　3　＝ ❶☐
　　×　　　＋
　　2　×　7　＝ ❷☐
　　＝　　　＝
　❸☐　❹☐

2. 　9　－　4　＝ ❶☐
　　＋　　　×
　　2　＋　7　＝ ❷☐
　　＝　　　＝
　❸☐　❹☐

6. 　12　－　8　＝ ❶☐
　　＋　　　÷
　　6　×　4　＝ ❷☐
　　＝　　　＝
　❸☐　❹☐

3. 　8　＋　3　＝ ❶☐
　　÷　　　×
　　2　＋　4　＝ ❷☐
　　＝　　　＝
　❸☐　❹☐

7. 　14　÷　7　＝ ❶☐
　　－　　　＋
　　8　－　4　＝ ❷☐
　　＝　　　＝
　❸☐　❹☐

4. 　11　－　9　＝ ❶☐
　　－　　　＋
　　6　－　3　＝ ❷☐
　　＝　　　＝
　❸☐　❹☐

8. 　10　－　2　＝ ❶☐
　　＋　　　＋
　　3　×　5　＝ ❷☐
　　＝　　　＝
　❸☐　❹☐

64日の答え ▶ 1 4　2 2　3 8　4 2　5 4　6 11　7 12　8 4　9 2　10 8　11 8　12 56　13 5　14 81　15 10　16 8　17 4　18 8　19 6　20 1

67日 2つの数と3つの数の計算

次の計算をしましょう。

1. $16 + 3 =$
2. $8 + 2 - 4 =$
3. $3 × 8 =$
4. $14 - 5 - 5 =$
5. $22 - 7 + 9 =$
6. $10 ÷ 5 =$
7. $1 + 5 - 1 =$
8. $8 - 4 - 3 =$
9. $12 - 9 =$
10. $24 ÷ 4 =$
11. $6 × 5 =$
12. $9 - 8 =$
13. $11 + 5 + 2 =$
14. $15 - 7 - 5 =$
15. $8 + 4 =$
16. $7 × 4 =$
17. $5 + 3 =$
18. $15 - 3 + 8 =$
19. $9 - 4 - 2 =$
20. $16 ÷ 4 =$

65日の答え
1. $2×6=12$、$2×2=4$、$2×3=6$、22
2. $5×2=10$、$2×2=4$、$2×4=8$、22
3. $2×2=4$、$5×2=10$、$2×4=8$、$3×2=6$、28

68日 1つの穴あき計算

□にあてはまる数を書きましょう。

1. □ − 9 = 1
2. □ × 6 = 18
3. 11 − □ = 3
4. 9 − □ = 3
5. 12 + □ = 19
6. □ × 5 = 35
7. □ × 4 = 12
8. □ ÷ 8 = 2
9. 9 × □ = 72
10. □ − 1 = 11
11. 7 × □ = 49
12. □ + 3 = 9
13. □ + 6 = 11
14. 13 − □ = 9
15. 9 × □ = 63
16. 6 + □ = 7
17. □ + 9 = 18
18. 54 ÷ □ = 9
19. 9 ÷ □ = 1
20. □ − 2 = 2

66日の答え ▶ ①❶7 ❷30 ❸30 ❹4 ②❶5 ❷9 ❸11 ❹28 ③❶11 ❷6 ❸4 ❹12 ④❶2 ❷3 ❸5 ❹12 ⑤❶3 ❷14 ❸18 ❹10 ⑥❶4 ❷24 ❸18 ❹2 ⑦❶2 ❷4 ❸6 ❹11 ⑧❶8 ❷15 ❸13 ❹7

69日 3つの数の計算

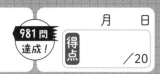

次の計算をしましょう。

① 4 + 8 − 3 =

② 10 − 1 + 7 =

③ 22 + 1 − 8 =

④ 6 + 6 − 4 =

⑤ 11 + 4 + 7 =

⑥ 13 − 9 + 2 =

⑦ 9 − 5 − 3 =

⑧ 8 − 5 + 4 =

⑨ 7 − 7 + 7 =

⑩ 3 + 5 − 7 =

⑪ 2 + 4 − 2 =

⑫ 11 + 0 + 2 =

⑬ 3 + 2 − 1 =

⑭ 18 + 2 − 4 =

⑮ 1 + 9 + 3 =

⑯ 6 − 5 + 8 =

⑰ 15 + 1 − 9 =

⑱ 3 − 1 + 2 =

⑲ 19 + 6 − 3 =

⑳ 12 − 7 − 3 =

67日の答え ▶ ①19 ②6 ③24 ④4 ⑤24 ⑥2 ⑦5 ⑧1 ⑨3 ⑩6 ⑪30 ⑫1 ⑬18 ⑭3 ⑮12 ⑯28 ⑰8 ⑱20 ⑲3 ⑳4

70日 ツリーたし算

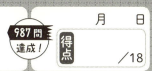

月　日　得点　／18

線でつながったマスどうしをたし算して、□に答えを書きましょう。

① 8　6　2
【解き方】8＋6の答え

② 5　5　3
　　　　　　7

③ 14　5　2
　　6

④ □　7　9
　　13

⑤ □　9　3
　　13
　　30

⑥ 9　1　□
　　6
　　18

68日の答え ▶ ①10 ②3 ③8 ④6 ⑤7 ⑥7 ⑦3 ⑧16 ⑨8 ⑩12 ⑪7 ⑫6 ⑬5 ⑭4 ⑮7 ⑯1 ⑰9 ⑱6 ⑲9 ⑳4

71日 1つの穴あき計算

□にあてはまる数を書きましょう。

1. ☐ + 6 = 9
2. ☐ ÷ 4 = 6
3. ☐ + 9 = 11
4. 9 × ☐ = 63
5. 13 − ☐ = 7
6. 1 + ☐ = 7
7. ☐ × 4 = 32
8. 19 + ☐ = 23
9. 5 × ☐ = 45
10. ☐ × 4 = 8
11. ☐ − 4 = 22
12. 12 − ☐ = 6
13. 5 + ☐ = 8
14. ☐ × 5 = 15
15. ☐ ÷ 4 = 1
16. 1 − ☐ = 0
17. 16 ÷ ☐ = 8
18. ☐ × 9 = 81
19. 4 + ☐ = 9
20. ☐ + 9 = 17

69日の答え ▶ ①9 ②16 ③15 ④8 ⑤22 ⑥6 ⑦1 ⑧7 ⑨7 ⑩1 ⑪4 ⑫13 ⑬4 ⑭16 ⑮13 ⑯9 ⑰7 ⑱4 ⑲22 ⑳2

72日 3つの数の計算

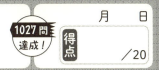

次の計算をしましょう。

1. $10 - 8 - 1 =$
2. $8 - 7 + 8 =$
3. $4 + 2 - 5 =$
4. $12 - 6 - 5 =$
5. $16 + 0 + 5 =$
6. $9 - 6 + 2 =$
7. $26 - 5 - 8 =$
8. $5 + 3 - 8 =$
9. $9 + 1 - 4 =$
10. $1 + 8 + 2 =$
11. $7 - 2 - 1 =$
12. $13 - 9 + 1 =$
13. $3 + 1 + 8 =$
14. $11 - 4 - 5 =$
15. $1 + 4 + 2 =$
16. $16 - 7 - 6 =$
17. $6 - 1 - 3 =$
18. $12 + 2 + 7 =$
19. $3 + 8 + 5 =$
20. $8 - 7 + 4 =$

70日の答え▶ 1 14、16 2 10、8、18、25 3 7、21、27 4 6、22 5 4、12、5、25 6 2、3、12

73日 リレー計算

線でつながった2マスには同じ数が入ります。マスに答えを書きましょう。

1. $11 + \square = 18$
   $28 \div \square = \bigcirc$

2. $8 - \square = 6$
   $4 \times \square = \bigcirc$

3. $12 - \square = 10$
   $8 \times \square = \bigcirc$

4. $8 + \square = 21$
   $17 - \square = \bigcirc$

5. $26 - \square = 21$
   $3 \times \square = \bigcirc$

6. $11 - 9 = \square$
   $\square \times 6 = \bigcirc$

7. $5 + 9 = \square$
   $\square \div 2 = \bigcirc$

8. $7 - 5 = \square$
   $\square + 2 = \bigcirc$

9. $18 + 9 = \square$
   $\square \div 3 = \bigcirc$

10. $5 + 5 = \square$
    $\square - 9 = \bigcirc$

71日の答え ▶ ①3 ②24 ③2 ④7 ⑤6 ⑥6 ⑦8 ⑧4 ⑨9 ⑩2 ⑪26 ⑫6 ⑬3 ⑭3 ⑮4 ⑯1 ⑰2 ⑱9 ⑲5 ⑳8

74日 2つの数と3つの数の計算

次の計算をしましょう。

1. $24 + 3 - 2 =$
2. $6 \times 3 =$
3. $9 \div 3 =$
4. $2 \times 2 =$
5. $10 - 7 + 6 =$
6. $3 + 3 + 2 =$
7. $6 + 9 + 3 =$
8. $72 \div 9 =$
9. $8 - 5 =$
10. $4 - 2 + 5 =$
11. $9 \times 6 =$
12. $7 + 5 - 4 =$
13. $15 - 5 + 3 =$
14. $18 - 2 + 9 =$
15. $8 \div 4 =$
16. $5 \times 5 =$
17. $15 \div 3 =$
18. $8 - 1 =$
19. $5 + 1 - 4 =$
20. $18 - 8 - 4 =$

72日の答え ▶ ①1 ②9 ③1 ④1 ⑤21 ⑥5 ⑦13 ⑧0 ⑨6 ⑩11 ⑪4 ⑫5 ⑬12 ⑭2 ⑮7 ⑯3 ⑰2 ⑱21 ⑲16 ⑳5

75日 ご石の数

月　日
得点　／12

①ご石全体の数→②白のご石の数→③黒のご石の数の順に計算しましょう。

1
- ①ご石全体　___ × ___ =（　　）個
- ②白のご石　___ × ___ =（　　）個
- ③黒のご石　（全体の数）−（白の数）=　　　個

2
- ①ご石全体　___ × ___ =（　　）個
- ②白のご石　___ × ___ =（　　）個
- ③黒のご石　（全体の数）−（白の数）=　　　個

3
- ①ご石全体　___ × ___ =（　　）個
- ②白のご石　___ × ___ =（　　）個
- ③黒のご石　（全体の数）−（白の数）=　　　個

4
- ①ご石全体　___ × ___ =（　　）個
- ②白のご石　___ × ___ =（　　）個
- ③黒のご石　（全体の数）−（白の数）=　　　個

73日の答え ▶ 1 7、4　2 2、8　3 2、16　4 13、4　5 5、15　6 2、12　7 14、7　8 2、4　9 27、9　10 10、1

76日 1つの穴あき計算

□にあてはまる数を書きましょう。

1. $7 \times \boxed{} = 56$
2. $9 + \boxed{} = 14$
3. $5 \times \boxed{} = 35$
4. $\boxed{} \div 5 = 5$
5. $27 - \boxed{} = 9$
6. $\boxed{} - 8 = 2$
7. $\boxed{} \div 2 = 4$
8. $\boxed{} + 7 = 14$
9. $32 \div \boxed{} = 8$
10. $2 + \boxed{} = 11$
11. $\boxed{} + 2 = 6$
12. $16 - \boxed{} = 8$
13. $\boxed{} + 4 = 7$
14. $\boxed{} - 7 = 3$
15. $\boxed{} \div 3 = 3$
16. $\boxed{} - 1 = 1$
17. $24 \div \boxed{} = 6$
18. $\boxed{} + 4 = 9$
19. $13 + \boxed{} = 21$
20. $1 + \boxed{} = 4$

74日の答え▶ 1 25　2 18　3 3　4 4　5 9　6 8　7 18　8 8　9 3　10 7　11 54　12 8　13 13　14 25　15 2　16 25　17 5　18 7　19 2　20 6

77日 リレー計算

線でつながった2マスには同じ数が入ります。マスに答えを書きましょう。

① 8 − ☐ = 5
  4 − ☐ = ☐

② 14 + ☐ = 22
  24 ÷ ☐ = ☐

③ 9 − ☐ = 6
  5 × ☐ = ☐

④ 7 + ☐ = 10
  7 − ☐ = ☐

⑤ 12 + ☐ = 16
  16 ÷ ☐ = ☐

⑥ 5 + 4 = ☐
  2 × ☐ = ☐

⑦ 4 + 4 = ☐
  13 − ☐ = ☐

⑧ 7 − 1 = ☐
  18 + ☐ = ☐

⑨ 8 + 1 = ☐
  27 ÷ ☐ = ☐

⑩ 8 − 4 = ☐
  28 ÷ ☐ = ☐

75日の答え
1 ①5×4=20 ②3×3=9 ③20−9=11 2 ①4×6=24 ②3×5=15 ③24−15=9 3 ①5×6=30 ②2×5=10 ③30−10=20 4 ①6×6=36 ②4×3=12 ③36−12=24

78日 3つの数の計算

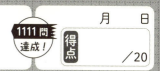

次の計算をしましょう。

1. $3 + 7 - 9 =$
2. $25 - 4 - 6 =$
3. $3 + 7 - 6 =$
4. $10 - 2 - 5 =$
5. $9 + 7 + 3 =$
6. $5 + 0 - 4 =$
7. $14 + 1 + 2 =$
8. $2 + 2 - 3 =$
9. $6 - 1 - 1 =$
10. $16 - 2 - 4 =$
11. $5 - 3 + 5 =$
12. $3 - 1 + 1 =$
13. $8 + 4 - 7 =$
14. $1 + 9 + 5 =$
15. $26 + 1 - 5 =$
16. $2 + 8 - 3 =$
17. $11 - 3 - 4 =$
18. $7 - 6 + 1 =$
19. $9 + 2 - 8 =$
20. $23 - 5 - 3 =$

76日の答え ▶ 1 8 2 5 3 7 4 25 5 18 6 10 7 8 8 7 9 4 10 9 11 4 12 8 13 3 14 10 15 9 16 2 17 4 18 5 19 8 20 3

79日 3つの穴あき計算

3つの式の答えが同じになるように、□にあてはまる数を書きましょう。

1. $3 \times 4 =$ ❶□ $= 2 \times$ ❷□ $=$ ❸□ $+ 5$

2. $13 - 6 =$ ❶□ $= 1 +$ ❷□ $=$ ❸□ $+ 4$

3. $14 - 9 =$ ❶□ $= 8 -$ ❷□ $=$ ❸□ $+ 3$

4. $24 \div 6 =$ ❶□ $= 11 -$ ❷□ $=$ ❸□ $+ 2$

5. $7 - 6 =$ ❶□ $= 9 \div$ ❷□ $=$ ❸□ $- 4$

6. $3 \times 3 =$ ❶□ $= 12 -$ ❷□ $=$ ❸□ $+ 6$

7. $6 \div 2 =$ ❶□ $= 9 \div$ ❷□ $=$ ❸□ $- 3$

8. $3 \times 7 =$ ❶□ $= 13 +$ ❷□ $=$ ❸□ $+ 12$

9. $3 + 5 =$ ❶□ $= 16 \div$ ❷□ $=$ ❸□ $\times 4$

10. $14 - 2 =$ ❶□ $= 17 -$ ❷□ $=$ ❸□ $+ 8$

77日の答え ▶ 1 3、1 2 8、3 3 3、15 4 3、4 5 4、4 6 9、18 7 8、5 8 6、24 9 9、3 10 4、7

80日 マスの数

マスの数をエリアごとに計算して、マスの数の合計を出しましょう。

1.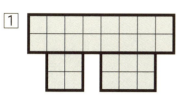

___ × ___ = ( ) 個
　　　　　　　　　　+
___ × ___ = ( ) 個
　　　　　　　　　　+
___ × ___ = ( ) 個
　　　　　　　　　　=
●マスの数の合計 □ 個

2.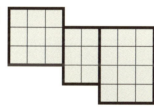

___ × ___ = ( ) 個
　　　　　　　　　　+
___ × ___ = ( ) 個
　　　　　　　　　　+
___ × ___ = ( ) 個
　　　　　　　　　　=
●マスの数の合計 □ 個

3.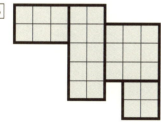

___ × ___ = ( ) 個
　　　　　　　　　　+
___ × ___ = ( ) 個
　　　　　　　　　　+
___ × ___ = ( ) 個
　　　　　　　　　　+
___ × ___ = ( ) 個
　　　　　　　　　　=
●マスの数の合計 □ 個

78日の答え ▶ 1 1　2 15　3 4　4 3　5 19　6 1　7 17　8 1　9 4　10 10　11 7　12 3　13 5　14 15　15 22　16 7　17 4　18 2　19 3　20 15

81日 2つの数の計算

次の計算をしましょう。

1. $27 - 3 =$
2. $12 \div 2 =$
3. $8 \times 8 =$
4. $9 \times 3 =$
5. $1 + 8 =$
6. $14 - 2 =$
7. $2 + 5 =$
8. $12 - 6 =$
9. $9 - 5 =$
10. $2 \times 1 =$
11. $1 \times 6 =$
12. $8 \times 4 =$
13. $10 - 4 =$
14. $8 + 2 =$
15. $7 \times 6 =$
16. $16 + 4 =$
17. $5 - 3 =$
18. $23 - 5 =$
19. $35 \div 7 =$
20. $4 - 3 =$

79日の答え
1. ❶12 ❷6 ❸7 2. ❶7 ❷6 ❸3 3. ❶5 ❷3 ❸2 4. ❶4 ❷7 ❸2 5. ❶1 ❷9 ❸5 6. ❶9 ❷3 ❸3 7. ❶3 ❷3 ❸6 8. ❶21 ❷8 ❸9 9. ❶8 ❷2 ❸2 10. ❶12 ❷5 ❸4

82日 タテヨコ計算

タテとヨコ、それぞれの計算式を解きましょう。

1. 11 − 5 =
   − −
   3 + 4 =
   = =

2. 16 + 3 =
   ÷ +
   4 ÷ 2 =
   = =

3. 5 × 3 =
   × ×
   4 − 2 =
   = =

4. 13 − 7 =
   + −
   6 − 2 =
   = =

5. 12 − 9 =
   ÷ ×
   6 − 5 =
   = =

6. 8 − 8 =
   × +
   6 + 5 =
   = =

7. 8 × 3 =
   ÷ −
   2 + 2 =
   = =

8. 18 − 7 =
   − ×
   9 + 5 =
   = =

80日の答え
1 2×8=16、2×2=4、2×3=6、26　2 3×3=9、3×2=6、4×3=12、27　3 2×3=6、5×2=10、3×3=9、2×2=4、29

83日 3つの数の計算

次の計算をしましょう。

1. $3 - 1 - 1 =$
2. $1 + 1 + 7 =$
3. $8 + 3 + 6 =$
4. $21 + 2 + 5 =$
5. $5 - 4 + 1 =$
6. $11 - 6 - 3 =$
7. $14 + 8 + 6 =$
8. $8 - 3 - 2 =$
9. $2 + 5 + 9 =$
10. $5 + 8 - 6 =$
11. $9 - 8 + 7 =$
12. $18 + 8 - 5 =$
13. $2 + 9 - 4 =$
14. $7 + 6 - 8 =$
15. $16 - 1 - 7 =$
16. $2 + 5 + 2 =$
17. $7 + 6 + 6 =$
18. $3 + 8 - 5 =$
19. $10 - 8 + 4 =$
20. $12 - 1 - 8 =$

81日の答え ① 24 ② 6 ③ 64 ④ 27 ⑤ 9 ⑥ 12 ⑦ 7 ⑧ 6 ⑨ 4 ⑩ 2
⑪ 6 ⑫ 32 ⑬ 6 ⑭ 10 ⑮ 42 ⑯ 20 ⑰ 2 ⑱ 18 ⑲ 5 ⑳ 1

84日 1つの穴あき計算

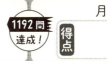

□にあてはまる数を書きましょう。

1. $18 ÷ \square = 3$
2. $6 ÷ \square = 2$
3. $4 - \square = 1$
4. $\square - 9 = 2$
5. $\square ÷ 4 = 7$
6. $4 + \square = 8$
7. $2 × \square = 14$
8. $\square - 7 = 6$
9. $21 - \square = 3$
10. $8 × \square = 16$
11. $\square × 8 = 72$
12. $7 - \square = 4$
13. $\square + 3 = 8$
14. $\square + 3 = 16$
15. $\square ÷ 9 = 6$
16. $4 + \square = 23$
17. $\square - 4 = 2$
18. $\square ÷ 5 = 3$
19. $10 - \square = 4$
20. $27 ÷ \square = 9$

82日の答え
1. ❶6 ❷7 ❸8 ❹1 2. ❶19 ❷3 ❸4 ❹5 3. ❶15 ❷3 ❸20 ❹6
4. ❶6 ❷4 ❸19 ❹5 5. ❶3 ❷1 ❸2 ❹5 6. ❶0 ❷11 ❸48
❹13 7. ❶24 ❷4 ❸4 ❹1 8. ❶11 ❷14 ❸9 ❹35

85日 ツリーたし算

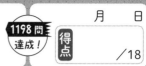

線でつながったマスどうしをたし算して、□に答えを書きましょう。

1. 3, 5, 6
【解き方】3+5の答え

2. 7, 4, 2 / 5

3. 8, 7, 6 / 9

4. 3, 2, □ / 11

5. 6, 2, 4 / 19

6. □, □, 9 / 12 / 14 / 17

86日 2つの数と3つの数の計算

次の計算をしましょう。

1. $9 + 9 - 2 =$
2. $17 + 2 + 6 =$
3. $6 + 1 =$
4. $9 - 1 =$
5. $10 - 2 - 5 =$
6. $3 - 2 =$
7. $28 \div 7 =$
8. $11 + 5 - 5 =$
9. $14 + 4 + 3 =$
10. $8 + 9 =$
11. $36 \div 6 =$
12. $28 - 7 + 4 =$
13. $7 + 5 - 9 =$
14. $11 - 8 + 3 =$
15. $32 \div 8 =$
16. $3 + 8 + 1 =$
17. $12 + 3 - 7 =$
18. $48 \div 6 =$
19. $4 + 4 =$
20. $7 \times 7 =$

84日の答え ▶ 1 6 2 3 3 3 4 11 5 28 6 4 7 7 8 13 9 18 10 2 11 9 12 3 13 5 14 13 15 54 16 19 17 6 18 15 19 6 20 3

87日 リレー計算

線でつながった2マスには同じ数が入ります。マスに答えを書きましょう。

1. $19 + \boxed{} = 22$
   $\boxed{} \times 4 = \boxed{}$

2. $5 + \boxed{} = 10$
   $\boxed{} - 4 = \boxed{}$

3. $2 + \boxed{} = 9$
   $\boxed{} - 5 = \boxed{}$

4. $20 - \boxed{} = 7$
   $\boxed{} + 8 = \boxed{}$

5. $6 + \boxed{} = 8$
   $\boxed{} \times 3 = \boxed{}$

6. $16 + 4 = \boxed{}$
   $\boxed{} \div 4 = \boxed{}$

7. $4 - 3 = \boxed{}$
   $\boxed{} + 8 = \boxed{}$

8. $8 - 3 = \boxed{}$
   $\boxed{} \times 3 = \boxed{}$

9. $9 + 7 = \boxed{}$
   $\boxed{} \div 2 = \boxed{}$

10. $7 - 3 = \boxed{}$
    $\boxed{} \div 2 = \boxed{}$

85日の答え
1. 8、11、19 2. 11、6、17、22 3. 13、21、30
4. 9、14 5. 8、12、7 6. 2、3、3

88日 3つの数の計算

次の計算をしましょう。

1. 2 + 9 − 4 =
2. 13 − 7 − 1 =
3. 5 − 4 + 4 =
4. 2 + 9 − 3 =
5. 18 − 4 − 6 =
6. 23 + 5 − 6 =
7. 14 − 9 + 2 =
8. 1 + 1 + 5 =
9. 4 + 9 − 4 =
10. 9 − 2 + 9 =
11. 6 − 4 + 2 =
12. 10 − 3 − 3 =
13. 5 + 6 + 5 =
14. 8 − 4 + 1 =
15. 16 − 8 − 6 =
16. 9 + 4 − 7 =
17. 22 − 1 − 5 =
18. 9 − 6 + 2 =
19. 3 + 3 + 3 =
20. 6 − 4 + 7 =

86日の答え ▶ 1 16 2 25 3 7 4 8 5 3 6 1 7 4 8 11 9 21 10 17
11 6 12 25 13 3 14 6 15 4 16 12 17 8 18 8 19 8 20 49

89日 1つの穴あき計算

□にあてはまる数を書きましょう。

1. ☐ − 9 = 1
2. 15 ÷ ☐ = 5
3. ☐ − 4 = 4
4. ☐ × 9 = 63
5. 5 − ☐ = 1
6. ☐ + 4 = 17
7. 3 × ☐ = 12
8. 24 ÷ ☐ = 3
9. 8 × ☐ = 64
10. 35 ÷ ☐ = 7
11. ☐ × 2 = 18
12. 9 + ☐ = 16
13. 17 − ☐ = 8
14. ☐ × 3 = 18
15. ☐ − 4 = 3
16. ☐ − 8 = 1
17. ☐ − 8 = 8
18. 2 + ☐ = 10
19. ☐ × 4 = 24
20. ☐ + 1 = 8

87日の答え ▶ 1 3、12 2 5、1 3 7、2 4 13、21 5 2、6 6 20、5 7 1、9 8 5、15 9 16、8 10 4、2

90日 ご石の数

①ご石全体の数→②白のご石の数→③黒のご石の数の順に計算しましょう。

1

①ご石全体 ____ × ____ = ( ) 個

②白のご石 ____ × ____ = ( ) 個

③黒のご石 (全体の数) − (白の数) = □ 個

2

①ご石全体 ____ × ____ = ( ) 個

②白のご石 ____ × ____ = ( ) 個

③黒のご石 (全体の数) − (白の数) = □ 個

3

①ご石全体 ____ × ____ = ( ) 個

②白のご石 ____ × ____ = ( ) 個

③黒のご石 (全体の数) − (白の数) = □ 個

4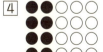

①ご石全体 ____ × ____ = ( ) 個

②白のご石 ____ × ____ = ( ) 個

③黒のご石 (全体の数) − (白の数) = □ 個

88日の答え ▶ 1 7 2 5 3 5 4 8 5 8 6 22 7 7 8 7 9 9 10 16 11 4 12 4 13 16 14 5 15 2 16 6 17 16 18 5 19 9 20 9

91日 2つの数の計算

次の計算をしましょう。

1. $45 \div 5 =$
2. $11 - 2 =$
3. $8 \times 5 =$
4. $6 - 5 =$
5. $4 + 2 =$
6. $10 - 1 =$
7. $14 - 3 =$
8. $1 + 6 =$
9. $16 - 3 =$
10. $3 + 6 =$
11. $5 \times 4 =$
12. $5 - 1 =$
13. $5 + 8 =$
14. $7 - 3 =$
15. $14 \div 7 =$
16. $12 - 9 =$
17. $11 - 5 =$
18. $6 \times 9 =$
19. $7 - 2 =$
20. $8 + 4 =$

89日の答え 1 10 2 3 3 8 4 7 5 4 6 13 7 4 8 8 9 8 10 5
11 9 12 7 13 9 14 6 15 7 16 9 17 16 18 8 19 6 20 7

92日 リレー計算

線でつながった2マスには同じ数が入ります。マスに答えを書きましょう。

① 9 + □ = 15
   □ ÷ 2 = □

② 8 − □ = 6
   □ + 3 = □

③ 27 − □ = 3
   □ ÷ 6 = □

④ 19 − □ = 8
   □ + 4 = □

⑤ 10 − □ = 4
   □ − 5 = □

⑥ 4 − 2 = □
   □ × 9 = □

⑦ 13 − 4 = □
   □ ÷ 3 = □

⑧ 14 − 9 = □
   □ × 7 = □

⑨ 15 + 5 = □
   □ − 7 = □

⑩ 2 × 4 = □
   □ − 6 = □

90日の答え ▶ ① ①4×5=20 ②2×3=6 ③20−6=14 ② ①5×5=25 ②3×3=9 ③25−9=16 ③ ①6×4=24 ②4×2=8 ③24−8=16 ④ ①6×5=30 ②5×3=15 ③30−15=15

93日 3つの数の計算

次の計算をしましょう。

1. $6 + 1 + 3 =$
2. $1 + 7 + 7 =$
3. $7 + 8 - 1 =$
4. $2 + 9 - 5 =$
5. $12 - 2 - 3 =$
6. $6 - 1 + 8 =$
7. $24 - 4 - 3 =$
8. $3 + 5 + 1 =$
9. $8 + 4 - 6 =$
10. $2 + 3 + 5 =$
11. $8 - 6 - 1 =$
12. $9 - 1 + 2 =$
13. $10 + 3 - 4 =$
14. $19 + 6 - 5 =$
15. $3 + 7 + 9 =$
16. $2 + 2 + 1 =$
17. $6 - 1 - 2 =$
18. $8 - 5 + 9 =$
19. $27 - 3 + 5 =$
20. $9 + 2 - 8 =$

91日の答え ▶ ①9 ②9 ③40 ④1 ⑤6 ⑥9 ⑦11 ⑧7 ⑨13 ⑩9 ⑪20 ⑫4 ⑬13 ⑭4 ⑮2 ⑯3 ⑰6 ⑱54 ⑲5 ⑳12

94日 3つの穴あき計算

3つの式の答えが同じになるように、□にあてはまる数を書きましょう。

1. $5 + 4 = $ ❶□ $= 9 \div $ ❷□ $= $ ❸□ $+ 3$

2. $11 - 8 = $ ❶□ $= 1 + $ ❷□ $= $ ❸□ $- 4$

3. $2 \times 6 = $ ❶□ $= 4 \times $ ❷□ $= $ ❸□ $+ 6$

4. $6 + 2 = $ ❶□ $= 24 \div $ ❷□ $= $ ❸□ $\times 2$

5. $1 + 7 = $ ❶□ $= 16 \div $ ❷□ $= $ ❸□ $+ 5$

6. $18 \div 2 = $ ❶□ $= 3 + $ ❷□ $= $ ❸□ $+ 8$

7. $13 - 8 = $ ❶□ $= 20 \div $ ❷□ $= $ ❸□ $+ 1$

8. $3 + 9 = $ ❶□ $= 16 - $ ❷□ $= $ ❸□ $+ 7$

9. $15 - 2 = $ ❶□ $= 7 + $ ❷□ $= $ ❸□ $+ 5$

10. $10 - 4 = $ ❶□ $= 11 - $ ❷□ $= $ ❸□ $\times 3$

92日の答え ▶ 1 6、3 2 2、5 3 24、4 4 11、15 5 6、1 6 2、18 7 9、3 8 5、35 9 20、13 10 8、2

95日 マスの数

1335問達成！

マスの数をエリアごとに計算して、マスの数の合計を出しましょう。

1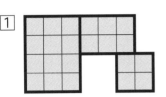

____ × ____ = (　　) 個
　　　　　　　　　　＋
____ × ____ = (　　) 個
　　　　　　　　　　＋
____ × ____ = (　　) 個
　　　　　　　　　　＝
●マスの数の合計　□　個

2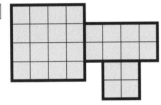

____ × ____ = (　　) 個
　　　　　　　　　　＋
____ × ____ = (　　) 個
　　　　　　　　　　＋
____ × ____ = (　　) 個
　　　　　　　　　　＝
●マスの数の合計　□　個

3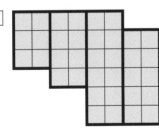

____ × ____ = (　　) 個
　　　　　　　　　　＋
____ × ____ = (　　) 個
　　　　　　　　　　＋
____ × ____ = (　　) 個
　　　　　　　　　　＋
____ × ____ = (　　) 個
　　　　　　　　　　＝
●マスの数の合計　□　個

93日の答え ▶ ①10 ②15 ③14 ④6 ⑤7 ⑥13 ⑦17 ⑧9 ⑨6 ⑩10 ⑪1 ⑫10 ⑬9 ⑭20 ⑮19 ⑯5 ⑰3 ⑱12 ⑲29 ⑳3

96日 3つの数の計算

次の計算をしましょう。

[1] $1 + 2 + 6 =$

[2] $12 - 3 - 8 =$

[3] $9 - 3 - 2 =$

[4] $2 + 5 - 4 =$

[5] $8 - 1 - 4 =$

[6] $24 - 2 + 3 =$

[7] $10 - 4 - 4 =$

[8] $11 - 2 - 7 =$

[9] $3 + 9 + 1 =$

[10] $8 - 6 + 2 =$

[11] $17 - 7 + 1 =$

[12] $6 + 6 - 9 =$

[13] $9 - 4 + 5 =$

[14] $8 + 2 - 7 =$

[15] $11 + 7 + 6 =$

[16] $14 + 2 - 8 =$

[17] $7 - 1 - 2 =$

[18] $2 + 8 - 3 =$

[19] $4 + 4 - 1 =$

[20] $26 + 3 - 1 =$

94日の答え ▶ [1] ❶9 ❷16 [2] ❶3 ❷27 [3] ❶12 ❷36 [4] ❶8 ❷3 ❸4 [5] ❶8 ❷3 ❸3 [6] ❶9 ❷6 ❸1 [7] ❶5 ❷4 ❸4 [8] ❶12 ❷4 ❸5 [9] ❶13 ❷6 ❸8 [10] ❶6 ❷5 ❸2

97日 タテヨコ計算

タテとヨコ、それぞれの計算式を解きましょう。

① 7 + 5 = ❶☐
   ×   ×
   3 + 2 = ❷☐
   =   =
   ❸☐ ❹☐

② 8 + 3 = ❶☐
   ÷   －
   4 ÷ 2 = ❷☐
   =   =
   ❸☐ ❹☐

③ 5 + 8 = ❶☐
   ＋   －
   9 × 6 = ❷☐
   =   =
   ❸☐ ❹☐

④ 12 + 5 = ❶☐
   －   －
   6 ÷ 2 = ❷☐
   =   =
   ❸☐ ❹☐

⑤ 10 + 3 = ❶☐
   ＋   ＋
   2 × 4 = ❷☐
   =   =
   ❸☐ ❹☐

⑥ 16 － 4 = ❶☐
   ÷   ＋
   8 × 7 = ❷☐
   =   =
   ❸☐ ❹☐

⑦ 8 + 9 = ❶☐
   ＋   －
   6 － 3 = ❷☐
   =   =
   ❸☐ ❹☐

⑧ 11 + 7 = ❶☐
   ＋   ＋
   9 － 1 = ❷☐
   =   =
   ❸☐ ❹☐

95日の答え ① 4×3＝12、2×3＝6、2×2＝4、22 ② 4×4＝16、2×4＝8、2×2＝4、28 ③ 3×2＝6、4×2＝8、6×2＝12、5×2＝10、36

98日 2つの数と3つの数の計算

次の計算をしましょう。

1. $8 - 4 + 6 =$
2. $18 \div 9 =$
3. $23 + 6 - 4 =$
4. $9 - 4 - 1 =$
5. $32 \div 8 =$
6. $35 \div 7 =$
7. $12 - 7 - 2 =$
8. $5 - 1 + 8 =$
9. $6 \times 7 =$
10. $7 - 3 + 6 =$
11. $12 \div 6 =$
12. $21 - 2 + 5 =$
13. $2 \times 3 =$
14. $36 \div 6 =$
15. $1 + 5 + 7 =$
16. $9 \times 9 =$
17. $6 + 6 =$
18. $5 + 5 - 9 =$
19. $2 + 7 =$
20. $48 \div 8 =$

96日の答え ▶ 1 9 2 1 3 4 4 3 5 3 6 25 7 2 8 2 9 13 10 4 11 11 12 3 13 10 14 3 15 24 16 8 17 4 18 7 19 7 20 28

99日 1つの穴あき計算

□にあてはまる数を書きましょう。

1. $16 ÷ \boxed{} = 4$
2. $\boxed{} - 6 = 1$
3. $17 - \boxed{} = 9$
4. $\boxed{} + 1 = 10$
5. $7 × \boxed{} = 21$
6. $\boxed{} × 8 = 64$
7. $23 - \boxed{} = 14$
8. $36 ÷ \boxed{} = 4$
9. $\boxed{} × 4 = 20$
10. $\boxed{} - 3 = 3$
11. $\boxed{} + 1 = 4$
12. $30 ÷ \boxed{} = 5$
13. $\boxed{} × 8 = 32$
14. $\boxed{} - 4 = 7$
15. $4 + \boxed{} = 9$
16. $\boxed{} - 2 = 2$
17. $\boxed{} ÷ 5 = 2$
18. $\boxed{} - 7 = 9$
19. $8 × \boxed{} = 16$
20. $3 + \boxed{} = 8$

97日の答え ▶ 1 ❶12 ❷5 ❸21 ❹10 2 ❶11 ❷2 ❸2 ❹1 3 ❶13 ❷54 ❸14 ❹2 4 ❶17 ❷3 ❸6 ❹3 5 ❶13 ❷8 ❸12 ❹7 6 ❶12 ❷56 ❸2 ❹11 7 ❶17 ❷3 ❸14 ❹6 8 ❶18 ❷8 ❸20 ❹8

100日 ツリーたし算

線でつながったマスどうしをたし算して、□に答えを書きましょう。

① 4　5　2

【解き方】4＋5の答え

② 8　3　5　　　　　　　　　7

③ 5　10　5　　　　　　　　5

④ 8　2　□　　　　　　　　15

⑤ □　2　□　　　10　　　2　□　　16

⑥ □　4　13　　6　　　　24

98日の答え ▶ ①10 ②2 ③25 ④4 ⑤4 ⑥5 ⑦3 ⑧12 ⑨42 ⑩10 ⑪2 ⑫24 ⑬6 ⑭6 ⑮13 ⑯81 ⑰12 ⑱1 ⑲9 ⑳6

101日 3つの数の計算

次の計算をしましょう。

1. $6 + 9 + 2 =$
2. $4 + 3 - 5 =$
3. $7 - 5 + 9 =$
4. $8 - 1 - 4 =$
5. $3 - 2 + 6 =$
6. $24 + 1 - 6 =$
7. $9 + 3 - 4 =$
8. $5 + 2 + 8 =$
9. $15 - 6 - 8 =$
10. $21 + 8 - 4 =$
11. $8 - 1 - 1 =$
12. $14 + 4 + 4 =$
13. $7 - 5 - 1 =$
14. $13 - 9 + 3 =$
15. $15 + 0 - 5 =$
16. $7 + 6 - 3 =$
17. $2 + 2 - 4 =$
18. $9 - 3 - 5 =$
19. $5 - 4 + 3 =$
20. $6 - 3 + 3 =$

99日の答え▶ 1 4 2 7 3 8 4 9 5 3 6 8 7 9 8 9 9 5 10 6
11 3 12 6 13 4 14 11 15 5 16 4 17 10 18 16 19 2 20 5

102日 リレー計算

線でつながった2マスには同じ数が入ります。マスに答えを書きましょう。

① 16 − ☐ = 13
　6 ÷ ☐ = ◯

② 7 − ☐ = 3
　12 ÷ ☐ = ◯

③ 5 × ☐ = 45
　10 − ☐ = ◯

④ 2 + ☐ = 10
　2 × ☐ = ◯

⑤ 14 + ☐ = 20
　18 ÷ ☐ = ◯

⑥ 4 + 4 = ☐
　3 × ☐ = ◯

⑦ 7 − 5 = ☐
　8 − ☐ = ◯

⑧ 5 − 2 = ☐
　9 ÷ ☐ = ◯

⑨ 3 + 1 = ☐
　8 ÷ ☐ = ◯

⑩ 24 − 9 = ☐
　6 + ☐ = ◯

100日の答え▶ ① 9、11　② 11、8、19、26　③ 15、20、25
④ 5、7　⑤ 8、4、14　⑥ 2、17、1、23

103日 1つの穴あき計算

□にあてはまる数を書きましょう。

1. □ − 9 = 4
2. 21 ÷ □ = 7
3. 14 − □ = 8
4. □ + 1 = 10
5. 3 × □ = 18
6. 23 + □ = 24
7. □ ÷ 7 = 4
8. □ + 2 = 13
9. 8 − □ = 7
10. 16 ÷ □ = 8
11. 12 − □ = 4
12. □ + 1 = 6
13. 8 − □ = 6
14. 4 + □ = 5
15. □ × 6 = 12
16. 6 − □ = 3
17. □ + 9 = 15
18. □ ÷ 6 = 7
19. 12 ÷ □ = 3
20. □ ÷ 5 = 5

101日の答え▶ 1 17 2 2 3 11 4 3 5 7 6 19 7 8 8 15 9 1 10 25 11 6 12 22 13 1 14 7 15 10 16 10 17 0 18 1 19 4 20 6

104日 2つの数と3つの数の計算

次の計算をしましょう。

1. $5 + 7 =$
2. $9 + 4 - 5 =$
3. $12 - 4 + 8 =$
4. $24 \div 3 =$
5. $7 + 9 - 1 =$
6. $9 \times 7 =$
7. $28 - 1 - 5 =$
8. $9 - 6 - 1 =$
9. $8 + 2 =$
10. $35 \div 5 =$
11. $11 + 3 =$
12. $5 + 3 + 3 =$
13. $8 - 7 + 6 =$
14. $3 \times 3 =$
15. $5 - 2 =$
16. $40 \div 5 =$
17. $12 - 6 - 4 =$
18. $1 + 8 + 5 =$
19. $18 + 3 + 2 =$
20. $56 \div 8 =$

102日の答え ① 3、2 ② 4、3 ③ 9、1 ④ 8、16 ⑤ 6、3 ⑥ 8、24 ⑦ 2、6 ⑧ 3、3 ⑨ 4、2 ⑩ 15、21

105日 ご石の数

①ご石全体の数→②白のご石の数→③黒のご石の数の順に計算しましょう。

1
①ご石全体 ____ × ____ = ( ) 個
②白のご石 ____ × ____ = ( ) 個
③黒のご石 (全体の数) − (白の数) = □ 個

2
①ご石全体 ____ × ____ = ( ) 個
②白のご石 ____ × ____ = ( ) 個
③黒のご石 (全体の数) − (白の数) = □ 個

3
①ご石全体 ____ × ____ = ( ) 個
②白のご石 ____ × ____ = ( ) 個
③黒のご石 (全体の数) − (白の数) = □ 個

4
①ご石全体 ____ × ____ = ( ) 個
②白のご石 ____ × ____ = ( ) 個
③黒のご石 (全体の数) − (白の数) = □ 個

103日の答え ① 13 ② 3 ③ 6 ④ 9 ⑤ 6 ⑥ 1 ⑦ 28 ⑧ 11 ⑨ 1 ⑩ 2 ⑪ 8 ⑫ 5 ⑬ 2 ⑭ 1 ⑮ 2 ⑯ 3 ⑰ 6 ⑱ 42 ⑲ 4 ⑳ 25

106日 リレー計算

線でつながった2マスには同じ数が入ります。マスに答えを書きましょう。

1. 4 − □ = 1
   5 × □ = □

2. 2 + □ = 6
   12 ÷ □ = □

3. 2 + □ = 4
   7 − □ = □

4. 10 + □ = 26
   18 − □ = □

5. 5 + □ = 8
   21 ÷ □ = □

6. 6 − 1 = □
   8 × □ = □

7. 25 − 1 = □
   28 − □ = □

8. 7 + 2 = □
   36 ÷ □ = □

9. 8 − 6 = □
   6 ÷ □ = □

10. 3 + 3 = □
    3 × □ = □

104日
の答え ▶ 1 12 2 8 3 16 4 8 5 15 6 63 7 22 8 2 9 10 10 7
11 14 12 11 13 7 14 9 15 3 16 8 17 2 18 14 19 23 20 7

107日 2つの数の計算

次の計算をしましょう。

1. $15 - 5 =$
2. $7 + 6 =$
3. $9 - 4 =$
4. $5 - 1 =$
5. $49 \div 7 =$
6. $6 \div 3 =$
7. $2 \times 2 =$
8. $16 \div 4 =$
9. $13 + 7 =$
10. $7 \times 4 =$
11. $8 - 6 =$
12. $27 \div 3 =$
13. $54 \div 9 =$
14. $8 \times 6 =$
15. $9 - 6 =$
16. $6 - 4 =$
17. $12 \div 4 =$
18. $8 + 3 =$
19. $13 + 3 =$
20. $5 \times 2 =$

105日の答え ▶ ① ①5×5=25 ②3×4=12 ③25-12=13 ② ①6×4=24 ②5×3=15 ③24-15=9 ③ ①6×5=30 ②4×3=12 ③30-12=18 ④ ①6×6=36 ②4×4=16 ③36-16=20

108日 1つの穴あき計算

□にあてはまる数を書きましょう。

1. □ − 1 = 10
2. □ × 8 = 16
3. 7 − □ = 5
4. □ − 6 = 4
5. □ − 7 = 2
6. 36 ÷ □ = 4
7. 16 + □ = 25
8. □ − 8 = 8
9. 7 − □ = 3
10. □ + 8 = 12
11. □ ÷ 7 = 9
12. 3 − □ = 1
13. □ ÷ 5 = 1
14. 13 − □ = 5
15. □ − 7 = 0
16. □ × 6 = 12
17. 24 ÷ □ = 6
18. 8 × □ = 32
19. 16 − □ = 10
20. □ + 3 = 12

106日の答え▶ 1 3、15 2 4、3 3 2、5 4 16、2 5 3、7 6 5、40 7 24、4 8 9、4 9 2、3 10 6、18

109日 3つの数の計算

次の計算をしましょう。

1. $8 + 2 - 6 =$
2. $7 - 6 + 2 =$
3. $1 + 3 + 9 =$
4. $2 - 1 + 7 =$
5. $12 - 6 + 8 =$
6. $10 + 7 - 2 =$
7. $19 - 4 + 6 =$
8. $2 + 1 + 6 =$
9. $4 + 1 - 2 =$
10. $14 - 3 - 3 =$
11. $28 - 4 + 1 =$
12. $9 - 6 + 5 =$
13. $15 - 5 - 5 =$
14. $9 - 8 + 4 =$
15. $7 - 2 + 8 =$
16. $10 + 9 - 8 =$
17. $6 + 8 + 1 =$
18. $26 + 1 - 5 =$
19. $3 - 1 + 1 =$
20. $13 + 5 - 3 =$

107日の答え ▶ 1 10 2 13 3 5 4 4 5 7 6 2 7 4 8 4 9 20 10 28 11 2 12 9 13 6 14 48 15 3 16 2 17 3 18 11 19 16 20 10

110日 マスの数 /13

マスの数をエリアごとに計算して、マスの数の合計を出しましょう。

1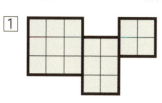

___ × ___ = ( ) 個
\+
___ × ___ = ( ) 個
\+
___ × ___ = ( ) 個
=
●マスの数の合計 □ 個

2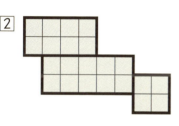

___ × ___ = ( ) 個
\+
___ × ___ = ( ) 個
\+
___ × ___ = ( ) 個
=
●マスの数の合計 □ 個

3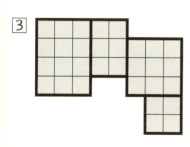

___ × ___ = ( ) 個
\+
___ × ___ = ( ) 個
\+
___ × ___ = ( ) 個
\+
___ × ___ = ( ) 個
=
●マスの数の合計 □ 個

108日の答え ▶ 1 11 2 2 3 2 4 10 5 9 6 9 7 9 8 16 9 4 10 4 11 63 12 2 13 5 14 8 15 7 16 2 17 4 18 4 19 6 20 9

111日 リレー計算

線でつながった2マスには同じ数が入ります。マスに答えを書きましょう。

① $5 \times \boxed{} = 35$
 $7 - \boxed{} = \boxed{}$

② $21 + \boxed{} = 27$
 $4 \times \boxed{} = \boxed{}$

③ $2 + \boxed{} = 11$
 $10 - \boxed{} = \boxed{}$

④ $2 \times \boxed{} = 4$
 $9 - \boxed{} = \boxed{}$

⑤ $11 + \boxed{} = 15$
 $28 \div \boxed{} = \boxed{}$

⑥ $13 - 5 = \boxed{}$
 $\boxed{} \div 2 = \boxed{}$

⑦ $17 + 7 = \boxed{}$
 $\boxed{} \div 8 = \boxed{}$

⑧ $2 + 4 = \boxed{}$
 $\boxed{} \times 6 = \boxed{}$

⑨ $11 + 8 = \boxed{}$
 $\boxed{} - 4 = \boxed{}$

⑩ $12 - 6 = \boxed{}$
 $\boxed{} \times 5 = \boxed{}$

109日の答え ①4 ②3 ③13 ④8 ⑤14 ⑥15 ⑦21 ⑧9 ⑨3 ⑩8 ⑪25 ⑫8 ⑬5 ⑭5 ⑮13 ⑯11 ⑰15 ⑱22 ⑲3 ⑳15

112日 2つの数の計算

次の計算をしましょう。

1. $3 \times 6 =$
2. $4 + 5 =$
3. $4 + 7 =$
4. $20 \div 4 =$
5. $5 + 5 =$
6. $42 \div 6 =$
7. $4 \times 5 =$
8. $2 + 5 =$
9. $21 - 8 =$
10. $32 \div 8 =$
11. $14 - 6 =$
12. $10 - 7 =$
13. $5 \times 6 =$
14. $9 - 6 =$
15. $7 \times 7 =$
16. $5 - 3 =$
17. $13 + 2 =$
18. $6 \times 9 =$
19. $40 \div 5 =$
20. $7 - 6 =$

110日の答え ▶ ① $3 \times 3 = 9$、$3 \times 2 = 6$、$2 \times 2 = 4$、19 ② $2 \times 4 = 8$、$2 \times 5 = 10$、$2 \times 2 = 4$、22 ③ $4 \times 3 = 12$、$3 \times 2 = 6$、$3 \times 3 = 9$、$2 \times 2 = 4$、31

113日 3つの穴あき計算

3つの式の答えが同じになるように、□にあてはまる数を書きましょう。

1. $8 + 2 = \boxed{}^① = 5 \times \boxed{}^② = \boxed{}^③ + 9$

2. $3 \times 4 = \boxed{}^① = 16 - \boxed{}^② = \boxed{}^③ + 3$

3. $5 + 6 = \boxed{}^① = 17 - \boxed{}^② = \boxed{}^③ + 7$

4. $6 + 1 = \boxed{}^① = 21 \div \boxed{}^② = \boxed{}^③ + 5$

5. $9 - 7 = \boxed{}^① = 14 \div \boxed{}^② = \boxed{}^③ - 8$

6. $12 - 8 = \boxed{}^① = 2 \times \boxed{}^② = \boxed{}^③ + 2$

7. $7 + 5 = \boxed{}^① = 17 - \boxed{}^② = \boxed{}^③ \times 6$

8. $8 + 1 = \boxed{}^① = 18 \div \boxed{}^② = \boxed{}^③ + 4$

9. $32 \div 4 = \boxed{}^① = 2 \times \boxed{}^② = \boxed{}^③ + 1$

10. $6 \div 2 = \boxed{}^① = 24 \div \boxed{}^② = \boxed{}^③ - 2$

111日の答え ▶ 1 7、0 2 6、24 3 9、1 4 2、7 5 4、7 6 8、4 7 24、3 8 6、36 9 19、15 10 6、30

114日 3つの数の計算

次の計算をしましょう。

① 8 − 6 + 3 =
② 3 + 2 + 4 =
③ 7 − 1 + 9 =
④ 15 + 6 + 1 =
⑤ 14 − 2 − 7 =
⑥ 8 − 4 + 8 =
⑦ 6 − 3 + 9 =
⑧ 3 + 2 − 2 =
⑨ 1 + 9 + 7 =
⑩ 9 − 2 − 3 =
⑪ 6 + 9 + 2 =
⑫ 8 + 2 + 8 =
⑬ 25 − 1 + 5 =
⑭ 10 − 8 − 1 =
⑮ 7 + 3 − 2 =
⑯ 6 − 5 + 9 =
⑰ 4 + 4 − 1 =
⑱ 12 + 7 + 1 =
⑲ 10 − 2 − 2 =
⑳ 2 + 6 − 2 =

112日の答え▶ ① 18 ② 9 ③ 11 ④ 5 ⑤ 10 ⑥ 7 ⑦ 20 ⑧ 7 ⑨ 13 ⑩ 4 ⑪ 8 ⑫ 3 ⑬ 30 ⑭ 3 ⑮ 49 ⑯ 2 ⑰ 15 ⑱ 54 ⑲ 8 ⑳ 1

115日 ツリーたし算

線でつながったマスどうしをたし算して、□に答えを書きましょう。

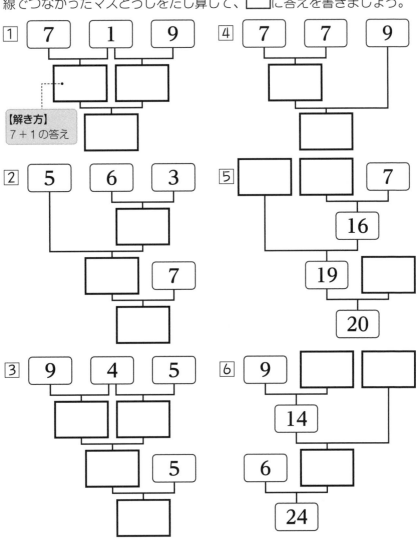

【解き方】
7+1の答え

113日の答え
① ❶10 ❷1 ❸1 ② ❶12 ❷4 ❸9 ③ ❶11 ❷6 ❸4 ④ ❶7 ❷3 ❸2 ⑤ ❶2 ❷7 ❸10 ⑥ ❶4 ❷2 ❸2 ⑦ ❶12 ❷5 ❸2 ⑧ ❶9 ❷3 ❸5 ⑨ ❶8 ❷4 ❸7 ⑩ ❶3 ❷8 ❸5

116日 タテヨコ計算

タテとヨコ、それぞれの計算式を解きましょう。

1] 15 − 9 = ❶☐
　 ÷　　 +
　 5 − 1 = ❷☐
　 =　　 =
　❸☐　❹☐

5] 10 − 7 = ❶☐
　 −　　 −
　 5 × 1 = ❷☐
　 =　　 =
　❸☐　❹☐

2] 12 ÷ 4 = ❶☐
　 −　　 +
　 8 − 1 = ❷☐
　 =　　 =
　❸☐　❹☐

6] 15 + 3 = ❶☐
　 +　　 +
　 4 − 3 = ❷☐
　 =　　 =
　❸☐　❹☐

3] 8 − 7 = ❶☐
　 ×　　 −
　 4 ÷ 2 = ❷☐
　 =　　 =
　❸☐　❹☐

7] 12 − 7 = ❶☐
　 +　　 ×
　 9 − 7 = ❷☐
　 =　　 =
　❸☐　❹☐

4] 9 − 6 = ❶☐
　 ×　　 ÷
　 9 + 3 = ❷☐
　 =　　 =
　❸☐　❹☐

8] 18 − 8 = ❶☐
　 ÷　　 +
　 6 × 5 = ❷☐
　 =　　 =
　❸☐　❹☐

114日の答え ▶ 1]5 2]9 3]15 4]22 5]5 6]12 7]12 8]3 9]17 10]4 11]17 12]18 13]29 14]1 15]8 16]10 17]7 18]20 19]6 20]6

117日 2つの数と3つの数の計算

次の計算をしましょう。

1. $23 + 2 + 3 =$ □
2. $6 - 1 - 4 =$ □
3. $5 \times 3 =$ □
4. $1 + 9 =$ □
5. $13 - 3 - 5 =$ □
6. $14 \div 2 =$ □
7. $7 + 2 + 7 =$ □
8. $11 - 1 + 2 =$ □
9. $6 \times 2 =$ □
10. $16 \div 2 =$ □
11. $10 + 1 - 3 =$ □
12. $8 + 5 + 4 =$ □
13. $16 - 4 + 8 =$ □
14. $9 - 3 =$ □
15. $9 \times 9 =$ □
16. $48 \div 8 =$ □
17. $11 - 4 - 5 =$ □
18. $4 \times 8 =$ □
19. $24 \div 6 =$ □
20. $63 \div 7 =$ □

115日の答え ① 8、10、18 ② 9、14、21 ③ 13、9、22、27 ④ 14、23 ⑤ 3、9、1 ⑥ 5、4、18

118日 1つの穴あき計算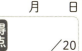

□にあてはまる数を書きましょう。

1. $40 \div \square = 8$
2. $\square - 2 = 5$
3. $\square \times 9 = 72$
4. $32 \div \square = 4$
5. $\square - 8 = 7$
6. $6 \times \square = 42$
7. $\square \div 3 = 9$
8. $\square \div 2 = 9$
9. $14 + \square = 22$
10. $9 - \square = 8$
11. $5 \times \square = 10$
12. $7 + \square = 14$
13. $\square - 1 = 5$
14. $\square - 5 = 8$
15. $3 + \square = 8$
16. $5 - \square = 1$
17. $\square \div 4 = 4$
18. $\square + 2 = 10$
19. $8 - \square = 3$
20. $8 \times \square = 64$

116日の答え
1 ❶6 ❷4 ❸3 ❹10 2 ❶3 ❷7 ❸4 ❹5 3 ❶1 ❷2 ❸32 ❹5
4 ❶3 ❷12 ❸81 ❹2 5 ❶3 ❷5 ❸5 ❹6 6 ❶18 ❷1 ❸19 ❹6
7 ❶5 ❷2 ❸21 ❹49 8 ❶10 ❷30 ❸3 ❹13

119日 3つの数の計算

次の計算をしましょう。

1. $8 + 4 - 2 =$
2. $11 - 1 - 7 =$
3. $8 - 3 - 3 =$
4. $15 + 0 - 6 =$
5. $5 + 8 - 6 =$
6. $11 + 6 + 4 =$
7. $9 + 2 - 8 =$
8. $5 + 4 - 6 =$
9. $17 + 1 + 7 =$
10. $2 + 7 + 2 =$
11. $13 - 9 - 2 =$
12. $7 - 1 - 3 =$
13. $5 + 1 - 4 =$
14. $16 - 7 - 7 =$
15. $24 - 9 + 8 =$
16. $6 + 2 + 9 =$
17. $3 + 6 + 1 =$
18. $6 + 6 - 8 =$
19. $5 - 2 + 6 =$
20. $10 - 9 + 8 =$

117日の答え ▶ 1 28 2 1 3 15 4 10 5 5 6 7 7 16 8 12 9 12 10 8 11 8 12 17 13 20 14 6 15 81 16 6 17 2 18 32 19 4 20 9

120日 ご石の数

①ご石全体の数→②白のご石の数→③黒のご石の数の順に計算しましょう。

① ●●○○○
　●●○○○
　●●○○○
　●●●●●

① ご石全体　___ × ___ =（　　）個

② 白のご石　___ × ___ =（　　）個

③ 黒のご石　全体の数　白の数
　　　　　　（　　）-（　　）=[　　]個

② ●●●●●
　●○○○●
　●○○○●
　●○○○●
　●○○○●

① ご石全体　___ × ___ =（　　）個

② 白のご石　___ × ___ =（　　）個

③ 黒のご石　（　　）-（　　）=[　　]個

③ ●○○○○●
　●○○○○●
　●○○○○●
　●○○○○●
　●●●●●●

① ご石全体　___ × ___ =（　　）個

② 白のご石　___ × ___ =（　　）個

③ 黒のご石　（　　）-（　　）=[　　]個

④ ●●●●●●●
　●○○○○○●
　●○○○○○●
　●○○○○○●
　●○○○○○●
　●●●●●●●

① ご石全体　___ × ___ =（　　）個

② 白のご石　___ × ___ =（　　）個

③ 黒のご石　（　　）-（　　）=[　　]個

118日の答え▶ ①5 ②7 ③8 ④8 ⑤15 ⑥7 ⑦27 ⑧18 ⑨8 ⑩1 ⑪2 ⑫7 ⑬6 ⑭13 ⑮5 ⑯4 ⑰16 ⑱8 ⑲5 ⑳8

121日 1つの穴あき計算

□にあてはまる数を書きましょう。

1. $3 + \boxed{} = 10$
2. $\boxed{} - 5 = 0$
3. $\boxed{} - 1 = 9$
4. $4 \div \boxed{} = 1$
5. $\boxed{} + 4 = 14$
6. $2 + \boxed{} = 7$
7. $12 - \boxed{} = 3$
8. $\boxed{} \div 6 = 9$
9. $\boxed{} \times 7 = 49$
10. $72 \div \boxed{} = 8$
11. $\boxed{} - 4 = 11$
12. $\boxed{} \div 2 = 2$
13. $9 + \boxed{} = 17$
14. $23 - \boxed{} = 22$
15. $7 \times \boxed{} = 21$
16. $\boxed{} - 3 = 1$
17. $\boxed{} + 3 = 11$
18. $7 - \boxed{} = 4$
19. $56 \div \boxed{} = 7$
20. $\boxed{} + 8 = 14$

119日の答え▶ ①10 ②3 ③2 ④9 ⑤7 ⑥21 ⑦3 ⑧3 ⑨25 ⑩11 ⑪2 ⑫3 ⑬2 ⑭2 ⑮23 ⑯17 ⑰10 ⑱4 ⑲9 ⑳9

122日 2つの数の計算

1734問達成！

次の計算をしましょう。

1. $8 - 2 =$
2. $6 \times 8 =$
3. $10 \div 2 =$
4. $16 - 1 =$
5. $6 - 4 =$
6. $45 \div 5 =$
7. $8 \div 4 =$
8. $5 \times 5 =$
9. $2 + 2 =$
10. $5 + 4 =$
11. $6 \times 7 =$
12. $7 + 8 =$
13. $4 \times 6 =$
14. $13 - 7 =$
15. $1 + 7 =$
16. $16 \div 8 =$
17. $9 \times 3 =$
18. $8 + 2 =$
19. $4 \times 2 =$
20. $11 - 6 =$

120日の答え▶ 1 ① $4 \times 5 = 20$ ② $3 \times 3 = 9$ ③ $20 - 9 = 11$ 2 ① $6 \times 4 = 24$ ② $4 \times 2 = 8$ ③ $24 - 8 = 16$ 3 ① $5 \times 6 = 30$ ② $4 \times 4 = 16$ ③ $30 - 16 = 14$ 4 ① $6 \times 6 = 36$ ② $4 \times 3 = 12$ ③ $36 - 12 = 24$

123日 タテヨコ計算

タテとヨコ、それぞれの計算式を解きましょう。

① 3 + 6 = ❶☐
　 +　 +
　 2 − 1 = ❷☐
　 ‖　 ‖
❸☐ ❹☐

② 2 × 7 = ❶☐
　 ×　 −
　 5 + 4 = ❷☐
　 ‖　 ‖
❸☐ ❹☐

③ 12 ÷ 3 = ❶☐
　 −　 +
　 9 − 8 = ❷☐
　 ‖　 ‖
❸☐ ❹☐

④ 6 − 2 = ❶☐
　 +　 ×
　13 − 8 = ❷☐
　 ‖　 ‖
❸☐ ❹☐

⑤ 6 ÷ 6 = ❶☐
　 +　 ×
　 9 − 5 = ❷☐
　 ‖　 ‖
❸☐ ❹☐

⑥ 9 + 11 = ❶☐
　 ÷　 −
　 3 × 2 = ❷☐
　 ‖　 ‖
❸☐ ❹☐

⑦ 7 + 16 = ❶☐
　 +　 ÷
　 8 − 4 = ❷☐
　 ‖　 ‖
❸☐ ❹☐

⑧ 14 − 1 = ❶☐
　 ÷　 +
　 2 × 5 = ❷☐
　 ‖　 ‖
❸☐ ❹☐

121日の答え ▶ ①7 ②5 ③10 ④4 ⑤10 ⑥5 ⑦9 ⑧54 ⑨7 ⑩9 ⑪15 ⑫4 ⑬8 ⑭1 ⑮3 ⑯4 ⑰8 ⑱3 ⑲8 ⑳6

124日 3つの数の計算

次の計算をしましょう。

1. $9 + 8 + 1 =$
2. $10 + 5 - 4 =$
3. $3 + 6 - 7 =$
4. $13 + 2 - 8 =$
5. $27 - 5 + 3 =$
6. $2 + 9 + 1 =$
7. $1 + 4 + 3 =$
8. $7 - 2 + 3 =$
9. $4 + 5 + 7 =$
10. $8 + 1 - 3 =$
11. $2 + 3 + 1 =$
12. $6 - 4 + 2 =$
13. $12 - 5 + 6 =$
14. $5 + 7 - 4 =$
15. $4 + 9 + 1 =$
16. $5 + 9 - 1 =$
17. $18 - 2 + 5 =$
18. $3 + 3 + 2 =$
19. $11 + 7 - 4 =$
20. $1 + 3 + 7 =$

122日の答え ▶ 1 6 2 48 3 5 4 15 5 2 6 9 7 2 8 25 9 4 10 9
11 42 12 15 13 24 14 6 15 8 16 2 17 27 18 10 19 8 20 5

125日 マスの数 /13

マスの数をエリアごとに計算して、マスの数の合計を出しましょう。

1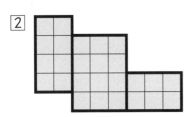

___ × ___ = ( ) 個
\+
___ × ___ = ( ) 個
\+
___ × ___ = ( ) 個
=
●マスの数の合計 □ 個

2

___ × ___ = ( ) 個
\+
___ × ___ = ( ) 個
\+
___ × ___ = ( ) 個
=
●マスの数の合計 □ 個

3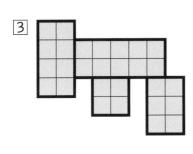

___ × ___ = ( ) 個
\+
___ × ___ = ( ) 個
\+
___ × ___ = ( ) 個
\+
___ × ___ = ( ) 個
=
●マスの数の合計 □ 個

123日の答え ▶ ①❶9 ❷1 ❸5 ❹7 ②❶14 ❷9 ❸10 ❹3 ③❶4 ❷1 ❸3 ❹11 ④❶4 ❷5 ❸19 ❹16 ⑤❶1 ❷4 ❸15 ❹30 ⑥❶20 ❷6 ❸3 ❹9 ⑦❶23 ❷4 ❸15 ❹4 ⑧❶13 ❷10 ❸7 ❹6

126日 3つの穴あき計算

3つの式の答えが同じになるように、□にあてはまる数を書きましょう。

1. $5 \times 2 =$ ❶□ $= 15 -$ ❷□ $=$ ❸□ $+ 8$

2. $3 + 5 =$ ❶□ $= 24 \div$ ❷□ $=$ ❸□ $+ 2$

3. $11 - 9 =$ ❶□ $= 8 \div$ ❷□ $=$ ❸□ $- 5$

4. $12 \div 2 =$ ❶□ $= 2 +$ ❷□ $=$ ❸□ $+ 3$

5. $18 \div 2 =$ ❶□ $= 15 -$ ❷□ $=$ ❸□ $+ 4$

6. $14 - 8 =$ ❶□ $= 3 \times$ ❷□ $=$ ❸□ $+ 1$

7. $12 \div 3 =$ ❶□ $= 2 \times$ ❷□ $=$ ❸□ $+ 3$

8. $1 + 8 =$ ❶□ $= 12 -$ ❷□ $=$ ❸□ $+ 6$

9. $3 \times 6 =$ ❶□ $= 9 +$ ❷□ $=$ ❸□ $+ 7$

10. $3 \times 3 =$ ❶□ $= 14 -$ ❷□ $=$ ❸□ $+ 2$

124日の答え▶ ①18 ②11 ③2 ④7 ⑤25 ⑥12 ⑦8 ⑧8 ⑨16 ⑩6 ⑪6 ⑫4 ⑬13 ⑭8 ⑮14 ⑯13 ⑰21 ⑱8 ⑲14 ⑳11

127日 リレー計算

線でつながった2マスには同じ数が入ります。マスに答えを書きましょう。

1. 13 − ☐ = 7
   ☐ + 3 = ☐

2. 5 + ☐ = 26
   ☐ ÷ 7 = ☐

3. 8 − ☐ = 5
   ☐ − 2 = ☐

4. 2 + ☐ = 8
   ☐ × 4 = ☐

5. 12 + ☐ = 20
   ☐ − 7 = ☐

6. 1 + 1 = ☐
   ☐ × 4 = ☐

7. 9 + 3 = ☐
   ☐ ÷ 6 = ☐

8. 28 − 4 = ☐
   ☐ ÷ 3 = ☐

9. 9 − 5 = ☐
   ☐ − 3 = ☐

10. 2 × 2 = ☐
    ☐ × 4 = ☐

125日の答え ▶ 1 2×3=6、2×4=8、3×3=9、23 2 4×2=8、4×3=12、2×3=6、26 3 4×2=8、2×5=10、2×2=4、3×2=6、28

128日 2つの数と3つの数の計算

次の計算をしましょう。

1. $11 - 9 =$
2. $8 - 1 - 6 =$
3. $4 \times 7 =$
4. $26 - 2 - 1 =$
5. $12 - 8 =$
6. $10 + 3 + 2 =$
7. $9 - 4 - 3 =$
8. $5 \times 6 =$
9. $19 + 9 =$
10. $17 + 2 - 9 =$
11. $63 \div 9 =$
12. $2 + 4 - 5 =$
13. $9 \times 4 =$
14. $17 + 6 =$
15. $7 + 7 - 9 =$
16. $5 \times 2 =$
17. $13 - 5 =$
18. $18 \div 3 =$
19. $23 - 1 + 7 =$
20. $5 + 9 - 8 =$

126日の答え ▶
1 ❶10 ❷5 ❸2　2 ❶8 ❷3 ❸6　3 ❶2 ❷4 ❸7　4 ❶6 ❷4 ❸3　5 ❶9 ❷6 ❸5　6 ❶6 ❷2 ❸5　7 ❶4 ❷2 ❸1　8 ❶9 ❷3 ❸3　9 ❶18 ❷9 ❸11　10 ❶9 ❷5 ❸7

129日 1つの穴あき計算

□にあてはまる数を書きましょう。

1. $3 \times \boxed{} = 24$
2. $\boxed{} + 3 = 17$
3. $\boxed{} \times 7 = 49$
4. $36 \div \boxed{} = 6$
5. $32 \div \boxed{} = 8$
6. $\boxed{} - 6 = 5$
7. $5 + \boxed{} = 9$
8. $\boxed{} + 6 = 14$
9. $\boxed{} \times 2 = 16$
10. $7 + \boxed{} = 10$
11. $\boxed{} \div 9 = 8$
12. $\boxed{} \times 8 = 48$
13. $\boxed{} - 5 = 2$
14. $8 - \boxed{} = 2$
15. $5 \times \boxed{} = 45$
16. $1 + \boxed{} = 4$
17. $4 \times \boxed{} = 28$
18. $\boxed{} + 8 = 20$
19. $7 - \boxed{} = 3$
20. $12 \div \boxed{} = 2$

127日の答え ▶ 1 6、9 2 21、3 3 3、1 4 6、24 5 8、1 6 2、8 7 12、2 8 24、8 9 4、1 10 4、16

130日 ツリーたし算

線でつながったマスどうしをたし算して、□に答えを書きましょう。

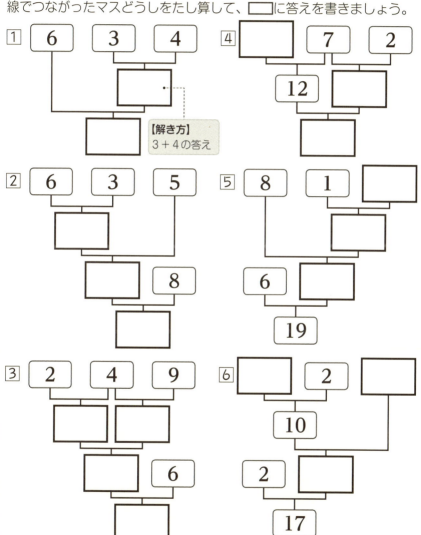

【解き方】3＋4の答え

128日の答え ▶ ①2 ②1 ③28 ④23 ⑤4 ⑥15 ⑦2 ⑧30 ⑨28 ⑩10 ⑪7 ⑫1 ⑬36 ⑭23 ⑮5 ⑯10 ⑰8 ⑱6 ⑲29 ⑳6

131日 2つの数と3つの数の計算

次の計算をしましょう。

1. $5 \times 6 =$
2. $11 + 8 + 2 =$
3. $17 - 6 - 4 =$
4. $7 \times 5 =$
5. $21 \div 7 =$
6. $2 + 1 + 6 =$
7. $6 - 1 - 1 =$
8. $24 \div 3 =$
9. $8 \times 7 =$
10. $63 \div 7 =$
11. $8 \times 5 =$
12. $4 + 9 - 3 =$
13. $4 + 5 + 3 =$
14. $11 - 6 =$
15. $28 - 7 + 2 =$
16. $3 + 7 - 4 =$
17. $16 - 5 - 4 =$
18. $27 \div 3 =$
19. $8 \div 4 =$
20. $5 + 2 - 6 =$

129日の答え ▶ 1 8 2 14 3 7 4 6 5 4 6 11 7 4 8 8 9 8 10 3 11 72 12 6 13 7 14 6 15 9 16 3 17 7 18 12 19 4 20 6

132日 1つの穴あき計算

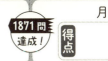

□にあてはまる数を書きましょう。

1. □ × 3 = 9
2. □ ÷ 2 = 8
3. 9 + □ = 11
4. 20 ÷ □ = 5
5. 9 − □ = 7
6. □ × 5 = 25
7. □ + 9 = 10
8. □ ÷ 2 = 2
9. 16 − □ = 9
10. 8 − □ = 0
11. □ + 5 = 8
12. □ ÷ 3 = 5
13. 10 − □ = 6
14. 5 + □ = 14
15. □ ÷ 7 = 8
16. □ ÷ 8 = 8
17. 6 + □ = 9
18. □ × 6 = 54
19. 2 + □ = 6
20. □ − 5 = 1

130日の答え▶ 1 7、13 2 9、14、22 3 6、13、19、25
4 5、9、21 5 4、5、13 6 8、5、15

133日 3つの数の計算

次の計算をしましょう。

① 5 + 7 + 5 =
② 8 − 5 − 1 =
③ 10 + 8 − 3 =
④ 2 + 8 − 5 =
⑤ 7 − 4 + 5 =
⑥ 8 − 5 + 3 =
⑦ 12 − 6 − 5 =
⑧ 14 + 9 − 1 =
⑨ 1 + 4 + 9 =
⑩ 11 − 9 + 3 =

⑪ 6 + 6 + 7 =
⑫ 3 + 7 + 2 =
⑬ 19 − 1 + 4 =
⑭ 18 − 4 − 5 =
⑮ 1 + 5 + 7 =
⑯ 6 + 3 + 5 =
⑰ 24 − 8 − 5 =
⑱ 2 + 3 − 2 =
⑲ 6 + 2 − 4 =
⑳ 9 − 3 + 8 =

131日の答え ▶ ① 30 ② 21 ③ 7 ④ 35 ⑤ 3 ⑥ 9 ⑦ 4 ⑧ 8 ⑨ 56 ⑩ 9 ⑪ 40 ⑫ 10 ⑬ 12 ⑭ 5 ⑮ 23 ⑯ 6 ⑰ 7 ⑱ 9 ⑲ 2 ⑳ 1

134日 リレー計算

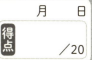

線でつながった2マスには同じ数が入ります。マスに答えを書きましょう。

① 6 − □ = 4
　9 × □ = □

② 3 + □ = 24
　27 − □ = □

③ 11 + □ = 16
　9 − □ = □

④ 5 + □ = 8
　2 × □ = □

⑤ 8 + □ = 12
　24 ÷ □ = □

⑥ 7 − 2 = □
　5 × □ = □

⑦ 9 − 6 = □
　9 ÷ □ = □

⑧ 5 − 1 = □
　8 × □ = □

⑨ 16 − 9 = □
　35 ÷ □ = □

⑩ 9 + 8 = □
　4 + □ = □

132日の答え▶ ①3 ②16 ③2 ④4 ⑤2 ⑥5 ⑦1 ⑧4 ⑨7 ⑩8
⑪3 ⑫15 ⑬4 ⑭9 ⑮56 ⑯64 ⑰3 ⑱9 ⑲4 ⑳6

135日 ご石の数

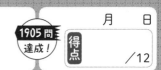

月　日
得点　／12

①ご石全体の数→②白のご石の数→③黒のご石の数の順に計算しましょう。

① 1
- ①ご石全体　＿＿＿ × ＿＿＿ ＝（　　）個
- ②白のご石　＿＿＿ × ＿＿＿ ＝（　　）個
- ③黒のご石　（全体の数）－（白の数）＝ □ 個

② 2
- ①ご石全体　＿＿＿ × ＿＿＿ ＝（　　）個
- ②白のご石　＿＿＿ × ＿＿＿ ＝（　　）個
- ③黒のご石　（全体の数）－（白の数）＝ □ 個

③ 3
- ①ご石全体　＿＿＿ × ＿＿＿ ＝（　　）個
- ②白のご石　＿＿＿ × ＿＿＿ ＝（　　）個
- ③黒のご石　（全体の数）－（白の数）＝ □ 個

④ 4
- ①ご石全体　＿＿＿ × ＿＿＿ ＝（　　）個
- ②白のご石　＿＿＿ × ＿＿＿ ＝（　　）個
- ③黒のご石　（全体の数）－（白の数）＝ □ 個

133日の答え
1 17　2 2　3 15　4 5　5 8　6 6　7 1　8 22　9 14　10 5
11 19　12 12　13 22　14 9　15 13　16 14　17 11　18 3　19 4　20 14

136日 2つの数の計算

次の計算をしましょう。

1. $6 \times 3 =$
2. $9 \times 2 =$
3. $14 + 9 =$
4. $8 \div 2 =$
5. $7 \times 7 =$
6. $3 \times 5 =$
7. $15 - 9 =$
8. $10 - 9 =$
9. $7 + 8 =$
10. $36 \div 4 =$
11. $17 - 8 =$
12. $14 - 5 =$
13. $13 + 1 =$
14. $12 \div 4 =$
15. $14 \div 7 =$
16. $9 - 1 =$
17. $9 \div 3 =$
18. $8 - 3 =$
19. $9 \times 7 =$
20. $2 + 5 =$

134日の答え▶ 1 2、18 2 21、6 3 5、4 4 3、6 5 4、6 6 5、25 7 3、3 8 4、32 9 7、5 10 17、21

137日 リレー計算

線でつながった2マスには同じ数が入ります。マスに答えを書きましょう。

① 15 + ☐ = 21
　 ☐ − 1 = ☐

② 1 + ☐ = 9
　 ☐ ÷ 4 = ☐

③ 11 − ☐ = 4
　 ☐ − 2 = ☐

④ 3 − ☐ = 1
　 ☐ × 9 = ☐

⑤ 28 − ☐ = 12
　 ☐ + 6 = ☐

⑥ 8 − 3 = ☐
　 ☐ × 4 = ☐

⑦ 21 + 6 = ☐
　 ☐ ÷ 3 = ☐

⑧ 5 − 1 = ☐
　 ☐ + 3 = ☐

⑨ 6 + 4 = ☐
　 ☐ ÷ 2 = ☐

⑩ 2 + 3 = ☐
　 ☐ × 5 = ☐

135日の答え
① ①4×5＝20 ②2×3＝6 ③20−6＝14 ② ①5×5＝25 ②4×3＝12 ③25−12＝13 ③ ①4×6＝24 ②3×3＝9 ③24−9＝15 ④ ①6×6＝36 ②5×4＝20 ③36−20＝16

138日 3つの穴あき計算

3つの式の答えが同じになるように、□にあてはまる数を書きましょう。

1. $9 + 5 = \boxed{14} = 7 \times \boxed{2} = \boxed{8} + 6$
2. $3 \times 6 = \boxed{18} = 2 \times \boxed{9} = \boxed{9} + 9$
3. $16 \div 4 = \boxed{4} = 14 - \boxed{10} = \boxed{2} \times 2$
4. $2 \times 3 = \boxed{6} = 18 \div \boxed{3} = \boxed{2} + 4$
5. $13 - 8 = \boxed{5} = 10 \div \boxed{2} = \boxed{2} + 3$
6. $11 - 2 = \boxed{9} = 15 - \boxed{6} = \boxed{7} + 2$
7. $3 + 4 = \boxed{7} = 28 \div \boxed{4} = \boxed{2} + 5$
8. $6 + 2 = \boxed{8} = 12 - \boxed{4} = \boxed{2} \times 4$
9. $9 \div 3 = \boxed{3} = 24 \div \boxed{8} = \boxed{4} - 1$
10. $6 + 4 = \boxed{10} = 16 - \boxed{6} = \boxed{8} + 2$

136日の答え ▶ 1 18 2 18 3 23 4 4 5 49 6 15 7 6 8 1 9 15 10 9
11 9 12 9 13 14 14 3 15 2 16 8 17 3 18 5 19 63 20 7

139日 3つの数の計算

月　日
得点　／20

次の計算をしましょう。

1. $4 + 6 - 2 =$
2. $3 + 3 + 4 =$
3. $13 - 4 + 9 =$
4. $6 - 2 + 1 =$
5. $22 + 2 + 5 =$
6. $7 + 1 - 7 =$
7. $15 - 3 - 9 =$
8. $1 + 5 + 1 =$
9. $6 + 2 - 7 =$
10. $5 + 8 + 5 =$
11. $9 - 1 - 1 =$
12. $6 + 5 + 5 =$
13. $3 + 6 + 8 =$
14. $13 - 2 - 9 =$
15. $1 + 1 + 9 =$
16. $18 - 2 + 5 =$
17. $4 + 6 - 5 =$
18. $9 - 3 - 5 =$
19. $25 - 4 + 7 =$
20. $8 - 2 - 1 =$

137日の答え▶ ①6、5 ②8、2 ③7、5 ④2、18 ⑤16、22 ⑥5、20 ⑦27、9 ⑧4、7 ⑨10、5 ⑩5、25

140日 マスの数

マスの数をエリアごとに計算して、マスの数の合計を出しましょう。

1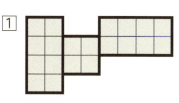

_____ × _____ = (　　　) 個
　　　　　　　　　　＋
_____ × _____ = (　　　) 個
　　　　　　　　　　＋
_____ × _____ = (　　　) 個
　　　　　　　　　　＝
●マスの数の合計 □ 個

2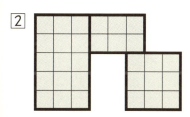

_____ × _____ = (　　　) 個
　　　　　　　　　　＋
_____ × _____ = (　　　) 個
　　　　　　　　　　＋
_____ × _____ = (　　　) 個
　　　　　　　　　　＝
●マスの数の合計 □ 個

3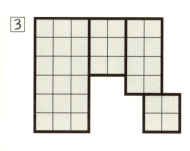

_____ × _____ = (　　　) 個
　　　　　　　　　　＋
_____ × _____ = (　　　) 個
　　　　　　　　　　＋
_____ × _____ = (　　　) 個
　　　　　　　　　　＋
_____ × _____ = (　　　) 個
　　　　　　　　　　＝
●マスの数の合計 □ 個

138日の答え ▶ 1 ❶14 ❷3 ❸8 2 ❶18 ❷9 ❸9 3 ❶4 ❷10 ❸2 4 ❶6 ❷3 ❸2 5 ❶5 ❷3 ❸2 6 ❶9 ❷6 ❸7 7 ❶7 ❷4 ❸2 8 ❶8 ❷4 ❸2 9 ❶3 ❷8 ❸4 10 ❶10 ❷6 ❸8

141日 タテヨコ計算

タテとヨコ、それぞれの計算式を解きましょう。

① 5 + 7 = ❶☐
　 × 　 ×
　 3 + 2 = ❷☐
　 ‖ 　 ‖
　❸☐ ❹☐

② 11 + 7 = ❶☐
　 − 　 −
　 9 ÷ 3 = ❷☐
　 ‖ 　 ‖
　❸☐ ❹☐

③ 4 × 9 = ❶☐
　 × 　 −
　 3 − 1 = ❷☐
　 ‖ 　 ‖
　❸☐ ❹☐

④ 8 ÷ 2 = ❶☐
　 × 　 ×
　 3 + 3 = ❷☐
　 ‖ 　 ‖
　❸☐ ❹☐

⑤ 15 − 7 = ❶☐
　 − 　 +
　 6 × 2 = ❷☐
　 ‖ 　 ‖
　❸☐ ❹☐

⑥ 5 + 2 = ❶☐
　 × 　 −
　 6 − 1 = ❷☐
　 ‖ 　 ‖
　❸☐ ❹☐

⑦ 11 − 8 = ❶☐
　 − 　 −
　 4 ÷ 2 = ❷☐
　 ‖ 　 ‖
　❸☐ ❹☐

⑧ 13 + 6 = ❶☐
　 − 　 +
　 5 × 1 = ❷☐
　 ‖ 　 ‖
　❸☐ ❹☐

139日の答え　①8 ②10 ③18 ④5 ⑤29 ⑥1 ⑦3 ⑧7 ⑨1 ⑩18 ⑪7 ⑫16 ⑬17 ⑭2 ⑮11 ⑯21 ⑰5 ⑱1 ⑲28 ⑳5

142日 2つの数の計算

次の計算をしましょう。

1. $40 \div 5 =$
2. $7 \times 6 =$
3. $11 - 2 =$
4. $9 \times 3 =$
5. $13 - 4 =$
6. $12 - 8 =$
7. $21 \div 7 =$
8. $16 + 2 =$
9. $6 \times 6 =$
10. $6 - 4 =$
11. $18 - 5 =$
12. $5 \times 9 =$
13. $7 + 9 =$
14. $18 \div 3 =$
15. $1 + 3 =$
16. $3 + 6 =$
17. $3 - 2 =$
18. $8 - 3 =$
19. $4 \times 7 =$
20. $8 \times 9 =$

140日の答え ▶ 1 $4 \times 2 = 8$、$2 \times 2 = 4$、$2 \times 4 = 8$、20 2 $5 \times 3 = 15$、$2 \times 3 = 6$、$3 \times 3 = 9$、30 3 $6 \times 3 = 18$、$3 \times 2 = 6$、$4 \times 2 = 8$、$2 \times 2 = 4$、36

143日 1つの穴あき計算

□にあてはまる数を書きましょう。

1. □ − 4 = 11
2. 24 ÷ □ = 3
3. □ − 2 = 6
4. □ + 8 = 16
5. 14 − □ = 12
6. 8 × □ = 48
7. □ + 5 = 13
8. 3 × □ = 12
9. □ ÷ 6 = 5
10. □ − 1 = 6
11. □ − 6 = 3
12. 7 + □ = 14
13. □ − 4 = 2
14. 28 ÷ □ = 4
15. 24 ÷ □ = 6
16. 4 − □ = 3
17. □ × 9 = 72
18. 19 + □ = 26
19. □ ÷ 5 = 7
20. □ ÷ 4 = 8

141日の答え ▶ 1 ❶12 ❷5 ❸15 ❹14 2 ❶18 ❷3 ❸2 ❹4 3 ❶36 ❷2 ❸12 ❹8 4 ❶4 ❷6 ❸24 ❹6 5 ❶8 ❷12 ❸9 ❹9 6 ❶7 ❷5 ❸30 ❹1 7 ❶3 ❷2 ❸7 ❹6 8 ❶19 ❷5 ❸8 ❹7

144日 3つの数の計算

次の計算をしましょう。

1. $6 - 1 - 2 =$
2. $3 + 2 - 4 =$
3. $21 - 9 + 5 =$
4. $1 + 7 + 7 =$
5. $8 - 1 + 4 =$
6. $6 + 7 - 1 =$
7. $15 + 3 + 4 =$
8. $10 - 8 + 2 =$
9. $12 - 6 + 3 =$
10. $7 - 5 + 4 =$
11. $9 - 8 + 3 =$
12. $2 + 4 + 9 =$
13. $13 + 1 + 1 =$
14. $4 + 6 - 8 =$
15. $24 - 1 + 6 =$
16. $18 - 8 - 4 =$
17. $6 + 8 - 9 =$
18. $3 + 5 - 6 =$
19. $9 - 2 - 2 =$
20. $15 - 1 - 5 =$

142日の答え ▶ 1 8 2 42 3 9 4 27 5 9 6 4 7 3 8 18 9 36 10 2
11 13 12 45 13 16 14 6 15 4 16 9 17 1 18 5 19 28 20 72

145日 ツリーたし算

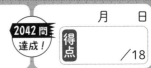

線でつながったマスどうしをたし算して、□に答えを書きましょう。

1 3 5 9

【解き方】
3＋5の答え

2 9 7 8

   4

3 8 1 6

7

4 12 □ 4

   18

5 7 5 2

   16

6 □ □ 9

   16

   19 □

   25

143日 ①15 ②8 ③8 ④8 ⑤2 ⑥6 ⑦8 ⑧4 ⑨30 ⑩7
の答え ⑪9 ⑫7 ⑬6 ⑭7 ⑮4 ⑯1 ⑰8 ⑱7 ⑲35 ⑳32

146日 リレー計算

線でつながった2マスには同じ数が入ります。マスに答えを書きましょう。

1. $11 + \boxed{} = 15$
   $\boxed{} + 3 = \boxed{}$

2. $9 + \boxed{} = 14$
   $\boxed{} - 2 = \boxed{}$

3. $19 - \boxed{} = 17$
   $\boxed{} \times 6 = \boxed{}$

4. $7 + \boxed{} = 13$
   $\boxed{} \div 3 = \boxed{}$

5. $25 - \boxed{} = 18$
   $\boxed{} + 1 = \boxed{}$

6. $6 - 3 = \boxed{}$
   $\boxed{} \times 7 = \boxed{}$

7. $16 + 8 = \boxed{}$
   $\boxed{} \div 8 = \boxed{}$

8. $5 + 3 = \boxed{}$
   $\boxed{} \div 4 = \boxed{}$

9. $8 + 5 = \boxed{}$
   $\boxed{} - 4 = \boxed{}$

10. $1 + 5 = \boxed{}$
    $\boxed{} \times 4 = \boxed{}$

144日の答え▶ ①3 ②1 ③17 ④15 ⑤11 ⑥12 ⑦22 ⑧4 ⑨9 ⑩6 ⑪4 ⑫15 ⑬15 ⑭2 ⑮29 ⑯6 ⑰5 ⑱2 ⑲5 ⑳9

147日 2つの数と3つの数の計算

次の計算をしましょう。

1. $8 \div 8 =$
2. $2 \times 6 =$
3. $11 - 1 - 5 =$
4. $18 - 5 =$
5. $5 + 7 - 9 =$
6. $1 + 8 - 2 =$
7. $16 + 3 + 1 =$
8. $14 \div 7 =$
9. $6 \times 4 =$
10. $9 - 2 =$
11. $5 + 7 - 3 =$
12. $22 - 1 + 7 =$
13. $7 \times 5 =$
14. $3 + 5 + 6 =$
15. $8 + 1 - 3 =$
16. $6 \times 6 =$
17. $5 \times 4 =$
18. $4 + 8 - 7 =$
19. $25 \div 5 =$
20. $20 - 8 - 2 =$

145日の答え▶ ① 8、14、22　② 15、24、28　③ 9、7、16、23　④ 2、6　⑤ 12、14、2　⑥ 3、7、6

148日 1つの穴あき計算

□にあてはまる数を書きましょう。

1. □ − 4 = 3
2. 10 − □ = 7
3. □ − 3 = 8
4. 4 × □ = 32
5. 6 × □ = 48
6. 17 − □ = 8
7. □ ÷ 2 = 2
8. □ + 6 = 14
9. □ ÷ 9 = 9
10. 5 − □ = 2
11. 15 + □ = 21
12. 2 × □ = 18
13. 13 − □ = 6
14. □ + 6 = 7
15. 6 − □ = 1
16. □ − 7 = 5
17. □ ÷ 7 = 7
18. 45 ÷ □ = 9
19. □ − 6 = 12
20. □ ÷ 3 = 3

146日の答え▶ 1 4、7 2 5、3 3 2、12 4 6、2 5 7、8 6 3、21 7 24、3 8 8、2 9 13、9 10 6、24

149日 3つの数の計算

次の計算をしましょう。

1. $6 - 1 - 1 =$
2. $4 + 2 + 4 =$
3. $19 + 8 - 7 =$
4. $2 - 1 + 2 =$
5. $4 + 2 - 3 =$
6. $12 - 5 - 2 =$
7. $5 + 7 + 7 =$
8. $8 - 4 + 3 =$
9. $10 - 3 - 5 =$
10. $5 + 1 + 8 =$
11. $21 + 2 - 6 =$
12. $7 - 3 + 9 =$
13. $1 + 8 + 5 =$
14. $16 - 8 + 4 =$
15. $7 - 1 - 3 =$
16. $9 + 8 - 2 =$
17. $12 + 7 - 5 =$
18. $7 + 5 - 1 =$
19. $13 + 4 + 6 =$
20. $6 + 6 + 7 =$

147日の答え▶ 1 1 2 12 3 5 4 13 5 3 6 7 7 20 8 2 9 24 10 7 11 9 12 28 13 35 14 14 15 6 16 36 17 20 18 5 19 5 20 10

150日 ご石の数

①ご石全体の数→②白のご石の数→③黒のご石の数の順に計算しましょう。

1.
   - ①ご石全体 ＿＿ × ＿＿ =（　）個
   - ②白のご石 ＿＿ × ＿＿ =（　）個
   - ③黒のご石 （　）−（　）=□個

2.
   - ①ご石全体 ＿＿ × ＿＿ =（　）個
   - ②白のご石 ＿＿ × ＿＿ =（　）個
   - ③黒のご石 （　）−（　）=□個

3.
   - ①ご石全体 ＿＿ × ＿＿ =（　）個
   - ②白のご石 ＿＿ × ＿＿ =（　）個
   - ③黒のご石 （　）−（　）=□個

4.
   - ①ご石全体 ＿＿ × ＿＿ =（　）個
   - ②白のご石 ＿＿ × ＿＿ =（　）個
   - ③黒のご石 （　）−（　）=□個

148日の答え ①7 ②3 ③11 ④8 ⑤8 ⑥9 ⑦4 ⑧8 ⑨81 ⑩3 ⑪6 ⑫9 ⑬7 ⑭1 ⑮5 ⑯12 ⑰49 ⑱5 ⑲18 ⑳9

151日 2つの数と3つの数の計算

次の計算をしましょう。

1. $24 - 3 + 6 =$
2. $2 - 1 + 8 =$
3. $22 - 5 =$
4. $5 \times 6 =$
5. $18 \div 2 =$
6. $15 + 2 - 7 =$
7. $13 - 6 =$
8. $6 + 4 - 3 =$
9. $15 - 7 =$
10. $9 \times 6 =$
11. $9 - 4 + 6 =$
12. $1 + 7 - 1 =$
13. $19 - 1 + 5 =$
14. $7 \times 4 =$
15. $27 \div 9 =$
16. $5 \times 5 =$
17. $12 - 8 + 4 =$
18. $8 \times 8 =$
19. $5 - 4 + 6 =$
20. $13 + 6 =$

149日の答え ▶ 1 4　2 10　3 20　4 3　5 3　6 5　7 19　8 7　9 2　10 14　11 17　12 13　13 14　14 12　15 3　16 15　17 14　18 11　19 23　20 19

152日 1つの穴あき計算

□にあてはまる数を書きましょう。

1. □ ÷ 8 = 3
2. 14 − □ = 8
3. 16 − □ = 9
4. □ × 4 = 32
5. 16 ÷ □ = 8
6. 10 − □ = 5
7. 7 − □ = 1
8. 6 × □ = 36
9. □ − 1 = 8
10. 3 × □ = 21
11. 81 ÷ □ = 9
12. □ − 4 = 5
13. □ ÷ 7 = 6
14. 1 + □ = 2
15. 7 − □ = 0
16. □ × 3 = 9
17. 15 ÷ □ = 5
18. 15 + □ = 23
19. 12 − □ = 9
20. □ − 3 = 3

150日の答え ▶ ① ①5×5=25 ②3×3=9 ③25−9=16 ② ①4×6=24 ②3×4=12 ③24−12=12 ③ ①5×6=30 ②3×5=15 ③30−15=15 ④ ①6×6=36 ②5×3=15 ③36−15=21

153日 2つの数の計算

次の計算をしましょう。

1. $16 \div 2 =$
2. $8 - 4 =$
3. $7 \times 4 =$
4. $16 \div 4 =$
5. $7 - 2 =$
6. $8 - 1 =$
7. $15 + 7 =$
8. $6 \times 7 =$
9. $8 + 1 =$
10. $56 \div 7 =$
11. $6 - 3 =$
12. $12 - 9 =$
13. $40 \div 5 =$
14. $9 \times 8 =$
15. $8 \times 3 =$
16. $12 - 4 =$
17. $6 + 6 =$
18. $8 \times 6 =$
19. $35 \div 7 =$
20. $3 \times 2 =$

151日の答え ▶ 1 27 2 9 3 17 4 30 5 9 6 10 7 7 8 7 9 8 10 54 11 11 12 7 13 23 14 28 15 3 16 25 17 8 18 64 19 7 20 19

154日 タテヨコ計算

タテとヨコ、それぞれの計算式を解きましょう。

① 5 × 3 = ❶□
　 ＋　　×
　 9 － 4 = ❷□
　 ＝　　＝
　❸□　❹□

⑤ 7 ＋ 4 = ❶□
　 ＋　　－
　 8 ÷ 2 = ❷□
　 ＝　　＝
　❸□　❹□

② 11 － 9 = ❶□
　 －　　＋
　 8 ＋ 6 = ❷□
　 ＝　　＝
　❸□　❹□

⑥ 12 － 5 = ❶□
　 ＋　　－
　 6 × 3 = ❷□
　 ＝　　＝
　❸□　❹□

③ 10 ＋ 1 = ❶□
　 ＋　　×
　 3 － 2 = ❷□
　 ＝　　＝
　❸□　❹□

⑦ 7 － 4 = ❶□
　 ＋　　＋
　 6 ÷ 2 = ❷□
　 ＝　　＝
　❸□　❹□

④ 4 × 6 = ❶□
　 ＋　　＋
　 9 ÷ 3 = ❷□
　 ＝　　＝
　❸□　❹□

⑧ 4 ＋ 6 = ❶□
　 ÷　　÷
　 2 ＋ 3 = ❷□
　 ＝　　＝
　❸□　❹□

152日の答え▶ ①24 ②6 ③7 ④8 ⑤2 ⑥5 ⑦6 ⑧6 ⑨9 ⑩7 ⑪9 ⑫9 ⑬42 ⑭1 ⑮7 ⑯3 ⑰3 ⑱8 ⑲3 ⑳6

155日 マスの数

マスの数をエリアごとに計算して、マスの数の合計を出しましょう。

1. ____ × ____ = (　　) 個
    +
    ____ × ____ = (　　) 個
    +
    ____ × ____ = (　　) 個
    =
    ● マスの数の合計 □ 個

2. ____ × ____ = (　　) 個
    +
    ____ × ____ = (　　) 個
    +
    ____ × ____ = (　　) 個
    =
    ● マスの数の合計 □ 個

3. ____ × ____ = (　　) 個
    +
    ____ × ____ = (　　) 個
    +
    ____ × ____ = (　　) 個
    +
    ____ × ____ = (　　) 個
    =
    ● マスの数の合計 □ 個

153日の答え ▶ ①8 ②4 ③28 ④4 ⑤5 ⑥7 ⑦22 ⑧42 ⑨9 ⑩8 ⑪3 ⑫3 ⑬8 ⑭72 ⑮24 ⑯8 ⑰12 ⑱48 ⑲5 ⑳6

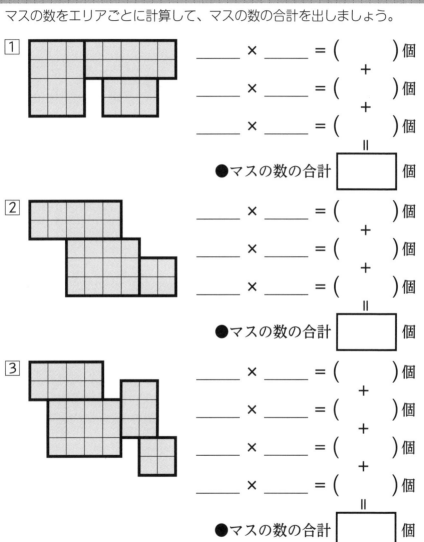

156日 2つの数と3つの数の計算

次の計算をしましょう。

1. $63 \div 9 =$
2. $3 \times 6 =$
3. $22 - 1 + 3 =$
4. $54 \div 9 =$
5. $14 + 4 - 2 =$
6. $3 + 8 - 4 =$
7. $49 \div 7 =$
8. $4 - 2 + 1 =$
9. $4 \times 8 =$
10. $7 \times 3 =$
11. $30 \div 6 =$
12. $13 - 9 - 3 =$
13. $6 \times 6 =$
14. $6 - 4 + 2 =$
15. $2 + 2 - 1 =$
16. $64 \div 8 =$
17. $11 + 5 + 7 =$
18. $15 + 5 =$
19. $8 + 1 - 9 =$
20. $5 \times 8 =$

154日の答え ▶
1. ❶15 ❷5 ❸14 ❹12 2. ❶2 ❷14 ❸3 ❹15 3. ❶11 ❷1 ❸13 ❹2 4. ❶24 ❷3 ❸13 ❹9 5. ❶11 ❷4 ❸15 ❹2 6. ❶7 ❷18 ❸18 ❹2 7. ❶3 ❷3 ❸13 ❹6 8. ❶10 ❷5 ❸2 ❹2

157日 リレー計算

線でつながった2マスには同じ数が入ります。マスに答えを書きましょう。

① 40 ÷ ☐ = 5
4 × ☐ = ☐

② 11 + ☐ = 20
54 ÷ ☐ = ☐

③ 9 + ☐ = 14
10 − ☐ = ☐

④ 1 − ☐ = 0
3 + ☐ = ☐

⑤ 5 + ☐ = 21
16 ÷ ☐ = ☐

⑥ 5 − 3 = ☐
☐ × 7 = ☐

⑦ 5 + 4 = ☐
☐ − 1 = ☐

⑧ 19 + 2 = ☐
☐ ÷ 3 = ☐

⑨ 3 × 2 = ☐
☐ + 9 = ☐

⑩ 2 × 9 = ☐
☐ − 8 = ☐

155日の答え
① 4×3＝12、2×5＝10、2×3＝6、28
② 2×5＝10、3×4＝12、2×2＝4、26
③ 2×4＝8、3×4＝12、3×2＝6、2×2＝4、30

158日 1つの穴あき計算

□にあてはまる数を書きましょう。

1. $27 - \boxed{} = 19$
2. $\boxed{} + 8 = 10$
3. $\boxed{} - 4 = 6$
4. $20 \div \boxed{} = 4$
5. $7 + \boxed{} = 12$
6. $8 + \boxed{} = 14$
7. $\boxed{} + 4 = 16$
8. $\boxed{} \div 7 = 6$
9. $7 \times \boxed{} = 49$
10. $\boxed{} \div 3 = 4$
11. $6 - \boxed{} = 4$
12. $3 - \boxed{} = 1$
13. $63 \div \boxed{} = 9$
14. $\boxed{} \times 4 = 24$
15. $21 + \boxed{} = 28$
16. $9 - \boxed{} = 3$
17. $\boxed{} - 2 = 13$
18. $\boxed{} \div 4 = 9$
19. $\boxed{} + 8 = 12$
20. $9 \times \boxed{} = 9$

156日の答え ① 7 ② 18 ③ 24 ④ 6 ⑤ 16 ⑥ 7 ⑦ 7 ⑧ 3 ⑨ 32 ⑩ 21 ⑪ 5 ⑫ 1 ⑬ 36 ⑭ 4 ⑮ 3 ⑯ 8 ⑰ 23 ⑱ 20 ⑲ 0 ⑳ 40

159日 3つの数の計算

次の計算をしましょう。

1. $5 - 3 + 2 =$
2. $3 + 5 - 6 =$
3. $25 - 1 + 3 =$
4. $13 - 8 - 2 =$
5. $2 + 2 + 7 =$
6. $8 + 0 + 3 =$
7. $9 + 8 - 7 =$
8. $1 + 4 - 2 =$
9. $4 + 7 + 2 =$
10. $12 - 5 - 3 =$
11. $3 + 3 + 1 =$
12. $17 - 5 + 9 =$
13. $7 + 1 - 6 =$
14. $19 - 9 - 3 =$
15. $8 - 4 + 8 =$
16. $11 + 2 - 1 =$
17. $1 + 8 + 7 =$
18. $10 - 3 - 5 =$
19. $6 - 3 + 5 =$
20. $13 - 1 + 8 =$

157日の答え▶ 1 8、32 2 9、6 3 5、5 4 1、4 5 16、1
6 2、14 7 9、8 8 21、7 9 6、15 10 18、10

160日 ツリーたし算

線でつながったマスどうしをたし算して、□に答えを書きましょう。

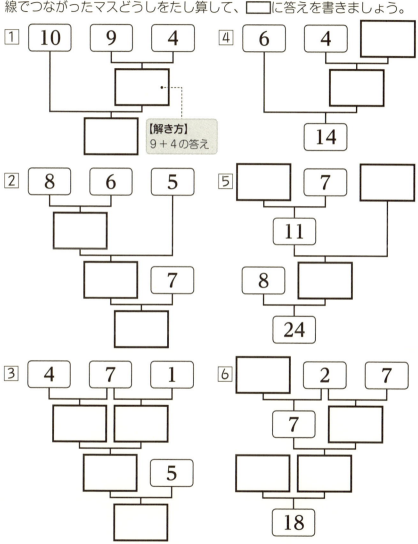

161日 タテヨコ計算

タテとヨコ、それぞれの計算式を解きましょう。

□1　4 ÷ 4 = ❶☐
　　＋　　＋
　　9 ÷ 3 = ❷☐
　　＝　　＝
　　❸☐　❹☐

□5　4 － 2 = ❶☐
　　×　　＋
　　6 － 2 = ❷☐
　　＝　　＝
　　❸☐　❹☐

□2　5 × 3 = ❶☐
　　－　　＋
　　2 × 9 = ❷☐
　　＝　　＝
　　❸☐　❹☐

□6　11 ＋ 3 = ❶☐
　　－　　×
　　5 ＋ 7 = ❷☐
　　＝　　＝
　　❸☐　❹☐

□3　7 － 1 = ❶☐
　　×　　＋
　　6 ＋ 8 = ❷☐
　　＝　　＝
　　❸☐　❹☐

□7　9 × 6 = ❶☐
　　－　　÷
　　2 ＋ 3 = ❷☐
　　＝　　＝
　　❸☐　❹☐

□4　14 ÷ 7 = ❶☐
　　－　　＋
　　3 ＋ 8 = ❷☐
　　＝　　＝
　　❸☐　❹☐

□8　9 ＋ 6 = ❶☐
　　×　　＋
　　4 － 1 = ❷☐
　　＝　　＝
　　❸☐　❹☐

159日の答え ▶ ①4 ②2 ③27 ④3 ⑤11 ⑥11 ⑦10 ⑧3 ⑨13 ⑩4 ⑪7 ⑫21 ⑬2 ⑭7 ⑮12 ⑯12 ⑰16 ⑱2 ⑲8 ⑳20

162日 2つの数の計算

次の計算をしましょう。

1. $2 + 9 =$
2. $7 - 5 =$
3. $1 + 5 =$
4. $9 \times 3 =$
5. $4 \times 4 =$
6. $15 \div 3 =$
7. $72 \div 9 =$
8. $16 + 8 =$
9. $6 - 5 =$
10. $10 - 7 =$
11. $7 \times 5 =$
12. $21 \div 3 =$
13. $14 + 2 =$
14. $21 - 9 =$
15. $9 \times 7 =$
16. $13 - 7 =$
17. $9 + 0 =$
18. $18 - 8 =$
19. $3 \times 8 =$
20. $28 \div 7 =$

160日の答え▶ 1 13、23 2 14、19、26 3 11、8、19、24 4 4、8 5 4、5、16 6 5、9、2、16

163日 1つの穴あき計算

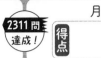

□にあてはまる数を書きましょう。

1. □ + 4 = 18
2. 13 − □ = 5
3. □ × 5 = 25
4. 1 + □ = 3
5. 6 × □ = 18
6. □ ÷ 2 = 4
7. 16 ÷ □ = 2
8. 25 + □ = 29
9. 5 × □ = 45
10. 7 + □ = 12
11. □ × 9 = 72
12. □ + 1 = 6
13. □ − 1 = 7
14. 8 + □ = 14
15. □ ÷ 9 = 2
16. 9 × □ = 36
17. □ − 3 = 9
18. □ + 9 = 14
19. 7 × □ = 49
20. □ − 6 = 10

161日の答え
1 ❶1 ❷3 ❸13 ❹7 2 ❶15 ❷18 ❸3 ❹12 3 ❶6 ❷14 ❸42 ❹9 4 ❶2 ❷11 ❸11 ❹15 5 ❶2 ❷4 ❸24 ❹4 6 ❶14 ❷12 ❸6 ❹21 7 ❶54 ❷5 ❸7 ❹2 8 ❶15 ❷3 ❸36 ❹7

164日 2つの数と3つの数の計算

次の計算をしましょう。

1. $8 + 3 - 6 =$
2. $12 \div 3 =$
3. $48 \div 6 =$
4. $7 + 5 - 8 =$
5. $40 \div 5 =$
6. $26 - 7 + 5 =$
7. $12 + 4 =$
8. $4 \times 8 =$
9. $8 + 5 - 1 =$
10. $56 \div 8 =$
11. $18 - 7 - 9 =$
12. $8 + 9 =$
13. $11 - 3 =$
14. $1 + 6 + 4 =$
15. $3 \times 5 =$
16. $14 - 9 - 2 =$
17. $24 - 2 + 7 =$
18. $2 \times 5 =$
19. $1 + 9 - 3 =$
20. $6 - 5 + 6 =$

162日の答え▶ 1. 11 2. 2 3. 6 4. 27 5. 16 6. 5 7. 8 8. 24 9. 1 10. 3 11. 35 12. 7 13. 16 14. 12 15. 63 16. 6 17. 9 18. 10 19. 24 20. 4

165日 ご石の数

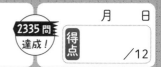

月　日
得点　／12

①ご石全体の数→②白のご石の数→③黒のご石の数の順に計算しましょう。

1
①ご石全体　＿＿ × ＿＿ ＝（　　）個
②白のご石　＿＿ × ＿＿ ＝（　　）個
③黒のご石　（全体の数）－（白の数）＝ ☐ 個

2
①ご石全体　＿＿ × ＿＿ ＝（　　）個
②白のご石　＿＿ × ＿＿ ＝（　　）個
③黒のご石　（全体の数）－（白の数）＝ ☐ 個

3
①ご石全体　＿＿ × ＿＿ ＝（　　）個
②白のご石　＿＿ × ＿＿ ＝（　　）個
③黒のご石　（全体の数）－（白の数）＝ ☐ 個

4
①ご石全体　＿＿ × ＿＿ ＝（　　）個
②白のご石　＿＿ × ＿＿ ＝（　　）個
③黒のご石　（全体の数）－（白の数）＝ ☐ 個

163日の答え
1 14　2 8　3 5　4 2　5 3　6 8　7 8　8 4　9 9　10 5
11 8　12 5　13 8　14 6　15 18　16 4　17 12　18 5　19 7　20 16

166日 1つの穴あき計算

□にあてはまる数を書きましょう。

1. $23 - \square = 12$
2. $\square \times 7 = 14$
3. $\square + 5 = 16$
4. $6 + \square = 12$
5. $2 \times \square = 2$
6. $16 \div \square = 2$
7. $\square \div 4 = 6$
8. $\square \div 6 = 2$
9. $3 + \square = 4$
10. $\square - 7 = 8$
11. $8 \times \square = 24$
12. $8 - \square = 5$
13. $\square \div 2 = 4$
14. $7 + \square = 13$
15. $\square - 4 = 13$
16. $\square + 2 = 6$
17. $7 \times \square = 63$
18. $6 - \square = 5$
19. $\square + 9 = 27$
20. $4 \div \square = 2$

164日の答え ① 5 ② 4 ③ 8 ④ 4 ⑤ 8 ⑥ 24 ⑦ 16 ⑧ 32 ⑨ 12 ⑩ 7 ⑪ 2 ⑫ 17 ⑬ 8 ⑭ 11 ⑮ 15 ⑯ 3 ⑰ 29 ⑱ 10 ⑲ 7 ⑳ 7

167日 3つの数の計算

次の計算をしましょう。

1. $5 + 3 - 5 =$
2. $1 + 2 + 4 =$
3. $12 - 6 - 4 =$
4. $7 + 4 - 9 =$
5. $2 + 7 - 5 =$
6. $7 + 3 + 1 =$
7. $9 - 6 + 2 =$
8. $6 - 2 - 1 =$
9. $8 + 3 - 6 =$
10. $24 + 5 - 3 =$
11. $9 - 1 - 6 =$
12. $7 - 6 + 8 =$
13. $3 + 8 - 6 =$
14. $16 + 1 + 4 =$
15. $5 + 5 - 2 =$
16. $1 + 6 - 3 =$
17. $10 - 2 + 9 =$
18. $21 - 7 + 8 =$
19. $8 + 4 - 6 =$
20. $6 + 5 + 1 =$

165日の答え
1 ①$5 × 4 = 20$ ②$4 × 2 = 8$ ③$20 - 8 = 12$ 2 ①$5 × 5 = 25$ ②$4 × 3 = 12$ ③$25 - 12 = 13$ 3 ①$4 × 6 = 24$ ②$3 × 5 = 15$ ③$24 - 15 = 9$ 4 ①$6 × 6 = 36$ ②$3 × 4 = 12$ ③$36 - 12 = 24$

168日 タテヨコ計算

タテとヨコ、それぞれの計算式を解きましょう。

① 19 − 7 = ❶☐
　｜　　×
　3 ＋ 4 = ❷☐
　‖　　‖
　❸☐　❹☐

② 8 ＋ 4 = ❶☐
　×　　｜
　3 ＋ 2 = ❷☐
　‖　　‖
　❸☐　❹☐

③ 17 − 5 = ❶☐
　｜　　＋
　7 × 2 = ❷☐
　‖　　‖
　❸☐　❹☐

④ 2 ＋ 4 = ❶☐
　＋　　＋
　6 × 5 = ❷☐
　‖　　‖
　❸☐　❹☐

⑤ 5 × 9 = ❶☐
　＋　　｜
　3 × 7 = ❷☐
　‖　　‖
　❸☐　❹☐

⑥ 18 − 6 = ❶☐
　÷　　÷
　9 ÷ 3 = ❷☐
　‖　　‖
　❸☐　❹☐

⑦ 6 × 3 = ❶☐
　｜　　＋
　2 ＋ 7 = ❷☐
　‖　　‖
　❸☐　❹☐

⑧ 11 − 8 = ❶☐
　｜　　÷
　4 − 4 = ❷☐
　‖　　‖
　❸☐　❹☐

166日の答え▶ ①11 ②2 ③11 ④6 ⑤1 ⑥8 ⑦24 ⑧12 ⑨1 ⑩15 ⑪3 ⑫3 ⑬8 ⑭6 ⑮17 ⑯4 ⑰9 ⑱1 ⑲18 ⑳2

169日 2つの数の計算

次の計算をしましょう。

1. $9 - 8 =$
2. $18 + 8 =$
3. $2 \times 9 =$
4. $3 \times 3 =$
5. $25 - 2 =$
6. $21 \div 7 =$
7. $5 - 1 =$
8. $8 \times 7 =$
9. $9 - 2 =$
10. $81 \div 9 =$
11. $7 + 6 =$
12. $7 \times 4 =$
13. $13 - 5 =$
14. $7 + 7 =$
15. $24 \div 3 =$
16. $20 - 7 =$
17. $2 + 4 =$
18. $18 - 7 =$
19. $9 \times 4 =$
20. $11 + 5 =$

167日の答え 1 3 2 7 3 2 4 2 5 4 6 11 7 5 8 3 9 5 10 26
11 2 12 9 13 5 14 21 15 8 16 4 17 17 18 22 19 6 20 12

170日 マスの数

マスの数をエリアごとに計算して、マスの数の合計を出しましょう。

1.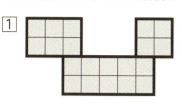

____ × ____ = ( ) 個
　　　　　　　　　　＋
____ × ____ = ( ) 個
　　　　　　　　　　＋
____ × ____ = ( ) 個
　　　　　　　　　　＝
●マスの数の合計 □ 個

2.

____ × ____ = ( ) 個
　　　　　　　　　　＋
____ × ____ = ( ) 個
　　　　　　　　　　＋
____ × ____ = ( ) 個
　　　　　　　　　　＝
●マスの数の合計 □ 個

3.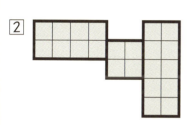

____ × ____ = ( ) 個
　　　　　　　　　　＋
____ × ____ = ( ) 個
　　　　　　　　　　＋
____ × ____ = ( ) 個
　　　　　　　　　　＋
____ × ____ = ( ) 個
　　　　　　　　　　＝
●マスの数の合計 □ 個

168日の答え▶ 1 ❶12 ❷7 ❸16 ❹28　2 ❶12 ❷5 ❸24 ❹2　3 ❶12 ❷14 ❸10 ❹7　4 ❶6 ❷30 ❸8 ❹9　5 ❶45 ❷21 ❸8 ❹2　6 ❶12 ❷3 ❸2 ❹2　7 ❶18 ❷9 ❸4 ❹10　8 ❶3 ❷0 ❸7 ❹2

171日 3つの数の計算

次の計算をしましょう。

1. $13 + 6 + 2 =$
2. $11 - 9 + 3 =$
3. $5 - 1 - 2 =$
4. $14 - 7 + 4 =$
5. $8 - 7 + 5 =$
6. $15 - 6 - 3 =$
7. $3 + 6 + 9 =$
8. $6 + 7 - 5 =$
9. $27 - 5 + 4 =$
10. $5 + 5 - 3 =$
11. $2 + 6 - 1 =$
12. $1 + 2 + 5 =$
13. $6 - 3 + 7 =$
14. $18 + 3 - 1 =$
15. $5 + 4 + 4 =$
16. $10 + 4 + 5 =$
17. $9 + 0 - 8 =$
18. $5 + 1 + 2 =$
19. $4 + 8 - 8 =$
20. $13 - 9 + 8 =$

169日の答え▶ ①1 ②26 ③18 ④9 ⑤23 ⑥3 ⑦4 ⑧56 ⑨7 ⑩9 ⑪13 ⑫28 ⑬8 ⑭14 ⑮8 ⑯13 ⑰6 ⑱11 ⑲36 ⑳16

172日 3つの穴あき計算

3つの式の答えが同じになるように、□ にあてはまる数を書きましょう。

1. $3 \times 3 = \boxed{①} = 18 \div \boxed{②} = \boxed{③} + 6$

2. $18 \div 3 = \boxed{①} = 24 \div \boxed{②} = \boxed{③} + 4$

3. $4 \times 2 = \boxed{①} = 13 - \boxed{②} = \boxed{③} + 5$

4. $3 + 9 = \boxed{①} = 4 \times \boxed{②} = \boxed{③} + 2$

5. $10 - 5 = \boxed{①} = 8 - \boxed{②} = \boxed{③} + 3$

6. $21 \div 3 = \boxed{①} = 11 - \boxed{②} = \boxed{③} + 4$

7. $6 \times 2 = \boxed{①} = 18 - \boxed{②} = \boxed{③} + 5$

8. $2 \times 5 = \boxed{①} = 1 + \boxed{②} = \boxed{③} - 4$

9. $5 + 6 = \boxed{①} = 16 - \boxed{②} = \boxed{③} + 8$

10. $5 + 2 = \boxed{①} = 14 \div \boxed{②} = \boxed{③} + 6$

170日の答え
1 2×3＝6、2×5＝10、2×2＝4、20 2 2×4＝8、2×2＝4、5×2＝10、22 3 3×4＝12、2×2＝4、3×2＝6、3×3＝9、31

173日 2つの数の計算

次の計算をしましょう。

1. $2 + 1 =$
2. $9 - 2 =$
3. $11 - 6 =$
4. $15 + 8 =$
5. $30 \div 6 =$
6. $15 \div 5 =$
7. $2 \times 2 =$
8. $7 - 4 =$
9. $14 - 8 =$
10. $9 \times 8 =$
11. $4 \times 8 =$
12. $18 \div 3 =$
13. $10 \div 5 =$
14. $4 + 2 =$
15. $1 + 8 =$
16. $8 - 3 =$
17. $12 \div 4 =$
18. $4 \times 4 =$
19. $18 \div 2 =$
20. $13 - 1 =$

171日の答え▶ 1 21 2 5 3 2 4 11 5 6 6 6 7 18 8 8 9 26 10 7 11 7 12 8 13 10 14 20 15 13 16 19 17 1 18 8 19 4 20 12

174日 リレー計算

線でつながった2マスには同じ数が入ります。マスに答えを書きましょう。

1. $10 + \Box = 12$
   $\Box \times 8 = \Box$

2. $8 + \Box = 26$
   $\Box \div 2 = \Box$

3. $8 + \Box = 15$
   $\Box - 1 = \Box$

4. $20 \div \Box = 5$
   $\Box - 1 = \Box$

5. $1 \times \Box = 6$
   $\Box \div 3 = \Box$

6. $7 - 2 = \Box$
   $11 - \Box = \Box$

7. $16 - 9 = \Box$
   $28 \div \Box = \Box$

8. $8 - 6 = \Box$
   $14 + \Box = \Box$

9. $18 - 7 = \Box$
   $16 - \Box = \Box$

10. $3 \times 3 = \Box$
    $22 - \Box = \Box$

172日の答え ▶ ① ❶9 ❷2 ❸3 ② ❶6 ❷4 ❸2 ③ ❶8 ❷5 ❸3 ④ ❶12 ❷3 ❸10 ⑤ ❶5 ❷3 ❸2 ⑥ ❶7 ❷4 ❸3 ⑦ ❶12 ❷6 ❸7 ⑧ ❶10 ❷9 ❸14 ⑨ ❶11 ❷5 ❸3 ⑩ ❶7 ❷2 ❸1

175日 ツリーたし算

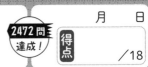

線でつながったマスどうしをたし算して、□に答えを書きましょう。

① 9　8　8
【解き方】8＋8の答え

② 7　6　9
4

③ 3　5　6
9

④ 5　8
20

⑤ □　□　4
11
15
18

⑥ 7　□　6
7
20

173日の答え ① 3　② 7　③ 5　④ 23　⑤ 5　⑥ 3　⑦ 4　⑧ 3　⑨ 6　⑩ 72
⑪ 32　⑫ 6　⑬ 2　⑭ 6　⑮ 9　⑯ 5　⑰ 3　⑱ 16　⑲ 9　⑳ 12

176日 3つの数の計算

次の計算をしましょう。

① $12 - 6 - 4 =$ 　　　⑪ $3 + 5 + 5 =$

② $1 + 4 + 9 =$ 　　　⑫ $18 - 1 + 9 =$

③ $5 + 2 - 4 =$ 　　　⑬ $4 + 3 - 3 =$

④ $16 + 8 + 3 =$ 　　　⑭ $11 - 8 + 6 =$

⑤ $8 - 6 + 1 =$ 　　　⑮ $1 + 2 + 2 =$

⑥ $2 + 1 + 7 =$ 　　　⑯ $15 - 9 - 3 =$

⑦ $9 - 6 + 4 =$ 　　　⑰ $7 - 5 - 1 =$

⑧ $21 - 7 - 1 =$ 　　　⑱ $5 + 1 + 2 =$

⑨ $2 + 3 + 5 =$ 　　　⑲ $6 - 1 + 2 =$

⑩ $10 + 5 - 6 =$ 　　　⑳ $7 + 4 - 6 =$

174日の答え▶ ① 2、16　② 18、9　③ 7、6　④ 4、3　⑤ 6、2　⑥ 5、6　⑦ 7、4　⑧ 2、16　⑨ 11、5　⑩ 9、13

177日 1つの穴あき計算

□にあてはまる数を書きましょう。

1. $10 - \boxed{} = 5$
2. $\boxed{} \div 2 = 5$
3. $\boxed{} - 9 = 2$
4. $8 \times \boxed{} = 56$
5. $\boxed{} - 2 = 6$
6. $\boxed{} - 7 = 2$
7. $21 + \boxed{} = 23$
8. $4 \times \boxed{} = 32$
9. $6 + \boxed{} = 10$
10. $\boxed{} - 4 = 3$
11. $\boxed{} - 4 = 8$
12. $\boxed{} \times 7 = 21$
13. $\boxed{} \div 8 = 1$
14. $6 + \boxed{} = 9$
15. $3 \times \boxed{} = 9$
16. $19 - \boxed{} = 14$
17. $\boxed{} + 6 = 8$
18. $4 \times \boxed{} = 16$
19. $\boxed{} \times 8 = 24$
20. $27 \div \boxed{} = 3$

175日の答え▶ ① 16、25 ② 13、22、26 ③ 8、11、19、28 ④ 7、13 ⑤ 4、7、3 ⑥ 1、8、5、15

178日 タテヨコ計算

タテとヨコ、それぞれの計算式を解きましょう。

1) 12 ÷ 2 = ❶ ☐
    + ×
    3 × 4 = ❷ ☐
    = =
    ❸ ☐ ❹ ☐

2) 12 + 1 = ❶ ☐
    ÷ +
    4 + 7 = ❷ ☐
    = =
    ❸ ☐ ❹ ☐

3) 6 × 2 = ❶ ☐
    × ×
    3 − 3 = ❷ ☐
    = =
    ❸ ☐ ❹ ☐

4) 5 + 7 = ❶ ☐
    × −
    5 × 3 = ❷ ☐
    = =
    ❸ ☐ ❹ ☐

5) 6 − 2 = ❶ ☐
    + +
    5 + 3 = ❷ ☐
    = =
    ❸ ☐ ❹ ☐

6) 10 + 3 = ❶ ☐
    ÷ +
    5 − 3 = ❷ ☐
    = =
    ❸ ☐ ❹ ☐

7) 11 − 4 = ❶ ☐
    + −
    3 − 2 = ❷ ☐
    = =
    ❸ ☐ ❹ ☐

8) 8 + 4 = ❶ ☐
    − −
    4 ÷ 2 = ❷ ☐
    = =
    ❸ ☐ ❹ ☐

176日の答え ► ①2 ②14 ③4 ④27 ⑤3 ⑥10 ⑦7 ⑧13 ⑨10 ⑩9 ⑪13 ⑫26 ⑬4 ⑭9 ⑮5 ⑯3 ⑰1 ⑱8 ⑲7 ⑳5

179日 2つの数と3つの数の計算

次の計算をしましょう。

1. $6 \times 2 =$
2. $2 + 5 + 7 =$
3. $11 - 9 + 2 =$
4. $5 + 1 + 1 =$
5. $16 \div 8 =$
6. $3 + 3 + 9 =$
7. $9 \div 3 =$
8. $12 + 1 =$
9. $8 \div 2 =$
10. $23 + 4 - 6 =$
11. $18 - 8 - 7 =$
12. $8 - 5 + 1 =$
13. $3 \times 7 =$
14. $24 \div 3 =$
15. $14 + 2 =$
16. $11 - 1 + 1 =$
17. $2 \times 3 =$
18. $7 \times 6 =$
19. $1 + 8 + 2 =$
20. $13 + 4 + 8 =$

177日の答え ①5 ②10 ③11 ④7 ⑤8 ⑥9 ⑦2 ⑧8 ⑨4 ⑩7 ⑪12 ⑫3 ⑬8 ⑭3 ⑮3 ⑯5 ⑰2 ⑱4 ⑲3 ⑳9

180日 ご石の数

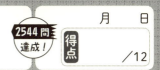

①ご石全体の数→②白のご石の数→③黒のご石の数の順に計算しましょう。

1　
- ①ご石全体　___ × ___ =（　　）個
- ②白のご石　___ × ___ =（　　）個
- ③黒のご石　（全体の数）−（白の数）=☐ 個

2　
- ①ご石全体　___ × ___ =（　　）個
- ②白のご石　___ × ___ =（　　）個
- ③黒のご石　（全体の数）−（白の数）=☐ 個

3　
- ①ご石全体　___ × ___ =（　　）個
- ②白のご石　___ × ___ =（　　）個
- ③黒のご石　（全体の数）−（白の数）=☐ 個

4　
- ①ご石全体　___ × ___ =（　　）個
- ②白のご石　___ × ___ =（　　）個
- ③黒のご石　（全体の数）−（白の数）=☐ 個

178日の答え
1 ❶6 ❷12 ❸15 ❹8　2 ❶13 ❷11 ❸3 ❹8　3 ❶12 ❷0 ❸18
❹6　4 ❶12 ❷15 ❸25 ❹4　5 ❶4 ❷8 ❸11 ❹5　6 ❶13
❷2 ❸2 ❹6　7 ❶7 ❷1 ❸14 ❹2　8 ❶12 ❷2 ❸4 ❹2

181日 リレー計算

線でつながった2マスには同じ数が入ります。マスに答えを書きましょう。

1. 25 − ☐ = 2
   ☐ − 8 = ☐

2. 2 × ☐ = 10
   ☐ − 1 = ☐

3. 7 + ☐ = 28
   ☐ ÷ 7 = ☐

4. 4 + ☐ = 9
   ☐ + 1 = ☐

5. 7 − ☐ = 5
   ☐ × 7 = ☐

6. 8 − 5 = ☐
   ☐ × 8 = ☐

7. 16 + 8 = ☐
   ☐ ÷ 6 = ☐

8. 8 − 4 = ☐
   ☐ × 5 = ☐

9. 21 + 7 = ☐
   ☐ − 8 = ☐

10. 7 − 1 = ☐
    ☐ × 7 = ☐

179日の答え ▶ 1 12 2 14 3 4 4 7 5 2 6 15 7 3 8 13 9 4 10 21 11 3 12 4 13 21 14 8 15 16 16 11 17 6 18 42 19 11 20 25

182日 3つの数の計算

次の計算をしましょう。

1. $14 + 1 - 2 =$
2. $8 - 1 - 1 =$
3. $4 + 5 + 6 =$
4. $10 - 3 - 5 =$
5. $3 + 5 - 2 =$
6. $1 + 9 + 7 =$
7. $11 - 5 - 4 =$
8. $2 + 8 - 9 =$
9. $6 - 2 + 3 =$
10. $15 + 4 + 8 =$
11. $3 - 2 + 1 =$
12. $7 - 3 + 4 =$
13. $14 - 2 - 4 =$
14. $12 + 7 + 5 =$
15. $5 + 6 + 3 =$
16. $15 - 5 - 9 =$
17. $4 + 7 + 1 =$
18. $9 - 4 - 2 =$
19. $21 + 2 + 5 =$
20. $8 - 5 + 7 =$

180日の答え ①①4×5=20 ②3×3=9 ③20−9=11 ②①6×4=24 ②4×2=8 ③24−8=16 ③①5×6=30 ②3×4=12 ③30−12=18 ④①6×6=36 ②5×3=15 ③36−15=21

183日 1つの穴あき計算

□にあてはまる数を書きましょう。

1. $9 - \boxed{} = 6$
2. $5 \times \boxed{} = 10$
3. $\boxed{} \times 9 = 81$
4. $35 \div \boxed{} = 7$
5. $\boxed{} - 9 = 8$
6. $9 - \boxed{} = 1$
7. $18 + \boxed{} = 22$
8. $\boxed{} \times 5 = 20$
9. $\boxed{} - 5 = 3$
10. $\boxed{} \times 9 = 63$
11. $7 - \boxed{} = 6$
12. $12 \div \boxed{} = 2$
13. $11 - \boxed{} = 8$
14. $\boxed{} \times 2 = 16$
15. $40 \div \boxed{} = 8$
16. $\boxed{} - 6 = 11$
17. $3 \times \boxed{} = 27$
18. $2 + \boxed{} = 3$
19. $6 - \boxed{} = 2$
20. $\boxed{} \div 2 = 2$

181日の答え ▶ 1 23、15 2 5、4 3 21、3 4 5、6 5 2、14 6 3、24 7 24、4 8 4、20 9 28、20 10 6、42

184日 2つの数と3つの数の計算

次の計算をしましょう。

1. 4 + 9 − 6 =
2. 3 × 7 =
3. 1 + 8 − 7 =
4. 8 × 9 =
5. 14 ÷ 2 =
6. 9 + 1 + 6 =
7. 15 − 9 + 3 =
8. 21 − 5 =
9. 5 × 9 =
10. 6 × 7 =
11. 16 + 8 − 4 =
12. 7 − 2 − 3 =
13. 4 × 9 =
14. 3 × 3 =
15. 5 + 7 − 8 =
16. 24 ÷ 8 =
17. 23 + 5 − 2 =
18. 24 ÷ 6 =
19. 32 ÷ 4 =
20. 6 − 3 − 1 =

182日の答え▶ 1 13 2 6 3 15 4 2 5 6 6 17 7 2 8 1 9 7 10 27 11 2 12 8 13 8 14 24 15 14 16 1 17 12 18 3 19 28 20 10

185日 マスの数

マスの数をエリアごとに計算して、マスの数の合計を出しましょう。

1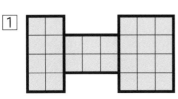

___ × ___ = (　　)個
　　　　　　　　＋
___ × ___ = (　　)個
　　　　　　　　＋
___ × ___ = (　　)個
　　　　　　　　＝
●マスの数の合計 □ 個

2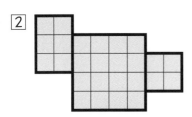

___ × ___ = (　　)個
　　　　　　　　＋
___ × ___ = (　　)個
　　　　　　　　＋
___ × ___ = (　　)個
　　　　　　　　＝
●マスの数の合計 □ 個

3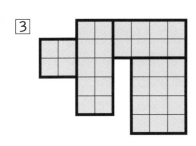

___ × ___ = (　　)個
　　　　　　　　＋
___ × ___ = (　　)個
　　　　　　　　＋
___ × ___ = (　　)個
　　　　　　　　＋
___ × ___ = (　　)個
　　　　　　　　＝
●マスの数の合計 □ 個

183日の答え ▶ 1 3　2 2　3 9　4 5　5 17　6 8　7 4　8 4　9 8　10 7　11 1　12 6　13 3　14 8　15 5　16 17　17 9　18 1　19 4　20 4

186日 3つの穴あき計算

3つの式の答えが同じになるように、□にあてはまる数を書きましょう。

1. 2 × 2 = ❶□ = 7 − ❷□ = ❸□ + 3
2. 15 ÷ 3 = ❶□ = 11 − ❷□ = ❸□ + 1
3. 6 × 3 = ❶□ = 9 × ❷□ = ❸□ + 6
4. 5 + 3 = ❶□ = 24 ÷ ❷□ = ❸□ + 7
5. 3 × 2 = ❶□ = 10 − ❷□ = ❸□ + 2
6. 4 ÷ 2 = ❶□ = 7 − ❷□ = ❸□ − 7
7. 12 − 8 = ❶□ = 16 ÷ ❷□ = ❸□ + 2
8. 3 × 4 = ❶□ = 5 + ❷□ = ❸□ + 3
9. 27 ÷ 9 = ❶□ = 6 ÷ ❷□ = ❸□ + 1
10. 9 + 2 = ❶□ = 13 − ❷□ = ❸□ + 4

184日の答え ▶ ① 7 ② 21 ③ 2 ④ 72 ⑤ 7 ⑥ 16 ⑦ 9 ⑧ 16 ⑨ 45 ⑩ 42 ⑪ 20 ⑫ 2 ⑬ 36 ⑭ 9 ⑮ 4 ⑯ 3 ⑰ 26 ⑱ 4 ⑲ 8 ⑳ 2

187日 3つの数の計算

次の計算をしましょう。

1. $14 - 7 - 2 =$
2. $2 + 5 + 3 =$
3. $1 + 9 + 7 =$
4. $3 - 1 + 5 =$
5. $27 - 2 - 9 =$
6. $5 - 3 + 4 =$
7. $19 - 9 + 1 =$
8. $11 + 2 - 7 =$
9. $2 + 6 - 4 =$
10. $15 + 2 + 5 =$
11. $7 - 3 + 6 =$
12. $26 - 7 + 5 =$
13. $4 - 1 + 9 =$
14. $12 + 5 - 6 =$
15. $3 + 8 - 7 =$
16. $15 - 1 - 8 =$
17. $8 - 4 + 3 =$
18. $9 - 2 - 1 =$
19. $13 - 1 + 7 =$
20. $6 - 5 + 2 =$

185日の答え ▶ 1 $4 \times 2 = 8$、$2 \times 3 = 6$、$4 \times 3 = 12$、26 2 $3 \times 2 = 6$、$4 \times 4 = 16$、$2 \times 2 = 4$、26 3 $2 \times 2 = 4$、$5 \times 2 = 10$、$2 \times 4 = 8$、$4 \times 3 = 12$、34

188日 タテヨコ計算

タテとヨコ、それぞれの計算式を解きましょう。

① 6 ÷ 6 = ❶☐
　+　　+
　3 ＋ 8 = ❷☐
　=　　=
❸☐　❹☐

⑤ 9 ÷ 3 = ❶☐
　+　　×
　6 − 5 = ❷☐
　=　　=
❸☐　❹☐

② 13 − 4 = ❶☐
　+　　×
　5 − 4 = ❷☐
　=　　=
❸☐　❹☐

⑥ 6 ＋ 7 = ❶☐
　−　　×
　3 × 2 = ❷☐
　=　　=
❸☐　❹☐

③ 24 ÷ 8 = ❶☐
　÷　　−
　6 ＋ 5 = ❷☐
　=　　=
❸☐　❹☐

⑦ 9 × 3 = ❶☐
　−　　×
　5 − 3 = ❷☐
　=　　=
❸☐　❹☐

④ 15 ÷ 3 = ❶☐
　+　　×
　6 × 7 = ❷☐
　=　　=
❸☐　❹☐

⑧ 10 − 7 = ❶☐
　+　　−
　8 × 5 = ❷☐
　=　　=
❸☐　❹☐

186日の答え▶ ①❶4 ❷3 ❸1 ②❶5 ❷6 ❸4 ③❶18 ❷2 ❸12 ④❶8 ❷3 ❸1 ⑤❶6 ❷4 ❸4 ⑥❶2 ❷5 ❸9 ⑦❶4 ❷4 ❸2 ⑧❶12 ❷7 ❸9 ⑨❶3 ❷2 ❸2 ⑩❶11 ❷3 ❸7

189日 2つの数の計算

次の計算をしましょう。

1. $6 \div 3 =$
2. $9 \times 8 =$
3. $1 + 2 =$
4. $20 - 3 =$
5. $8 \div 4 =$
6. $5 + 5 =$
7. $15 + 7 =$
8. $6 \times 9 =$
9. $10 + 1 =$
10. $21 - 4 =$
11. $8 + 6 =$
12. $48 \div 8 =$
13. $15 - 9 =$
14. $4 \times 5 =$
15. $9 - 2 =$
16. $18 - 9 =$
17. $14 + 8 =$
18. $6 \times 6 =$
19. $12 - 1 =$
20. $42 \div 7 =$

187日の答え ▶ 1 5 2 10 3 17 4 7 5 16 6 6 7 11 8 6 9 4 10 22
11 10 12 24 13 12 14 11 15 4 16 6 17 7 18 6 19 19 20 3

190日 ツリーたし算

線でつながったマスどうしをたし算して、□に答えを書きましょう。

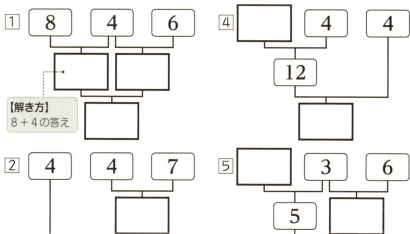

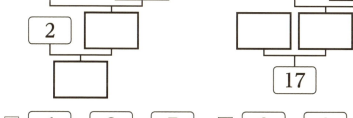

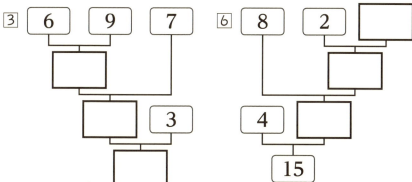

191日 1つの穴あき計算

□にあてはまる数を書きましょう。

1. □ ÷ 9 = 7
2. □ − 7 = 4
3. 2 + □ = 9
4. 23 − □ = 2
5. □ ÷ 2 = 8
6. □ − 8 = 1
7. □ × 6 = 18
8. 2 × □ = 14
9. □ ÷ 5 = 2
10. □ − 3 = 6
11. 18 ÷ □ = 9
12. 6 − □ = 3
13. 6 × □ = 30
14. □ + 6 = 14
15. 7 × □ = 42
16. 14 − □ = 5
17. 25 ÷ □ = 5
18. □ ÷ 6 = 4
19. 23 + □ = 29
20. 18 − □ = 9

189日の答え ▶ 1 2 2 72 3 3 4 17 5 2 6 10 7 22 8 54 9 11 10 17
11 14 12 6 13 6 14 20 15 7 16 9 17 22 18 36 19 11 20 6

192日 3つの数の計算

次の計算をしましょう。

① $4 + 6 - 3 =$　　　　⑪ $11 - 6 + 2 =$

② $8 - 2 + 1 =$　　　　⑫ $12 - 3 - 8 =$

③ $1 + 7 + 4 =$　　　　⑬ $5 + 2 + 1 =$

④ $29 + 1 - 2 =$　　　⑭ $17 + 4 + 4 =$

⑤ $3 + 8 - 5 =$　　　　⑮ $5 + 5 - 6 =$

⑥ $9 - 1 - 6 =$　　　　⑯ $8 - 6 - 1 =$

⑦ $2 + 7 + 7 =$　　　　⑰ $10 - 9 + 2 =$

⑧ $16 + 2 + 3 =$　　　⑱ $14 + 1 - 7 =$

⑨ $7 + 4 - 9 =$　　　　⑲ $9 - 7 + 6 =$

⑩ $4 - 3 + 1 =$　　　　⑳ $6 - 3 - 2 =$

190日の答え▶ ① 12、10、22 ② 11、15、17 ③ 15、22、25
④ 8、16 ⑤ 2、9、3、14 ⑥ 1、3、11

193日 タテヨコ計算

タテとヨコ、それぞれの計算式を解きましょう。

① 15 ＋ 4 ＝ ❶□
    －   －
    8 ÷ 2 ＝ ❷□
    ＝   ＝
    ❸□ ❹□

⑤ 13 － 7 ＝ ❶□
    ＋   ×
    6 － 2 ＝ ❷□
    ＝   ＝
    ❸□ ❹□

② 14 － 8 ＝ ❶□
    ＋   －
    5 × 3 ＝ ❷□
    ＝   ＝
    ❸□ ❹□

⑥ 8 × 2 ＝ ❶□
    ＋   ×
    9 － 4 ＝ ❷□
    ＝   ＝
    ❸□ ❹□

③ 9 ＋ 8 ＝ ❶□
    ×   －
    6 ÷ 2 ＝ ❷□
    ＝   ＝
    ❸□ ❹□

⑦ 24 ÷ 6 ＝ ❶□
    ÷   ＋
    8 － 4 ＝ ❷□
    ＝   ＝
    ❸□ ❹□

④ 17 － 6 ＝ ❶□
    ＋   ×
    2 ＋ 3 ＝ ❷□
    ＝   ＝
    ❸□ ❹□

⑧ 12 ＋ 3 ＝ ❶□
    ÷   ×
    3 ＋ 7 ＝ ❷□
    ＝   ＝
    ❸□ ❹□

191日の答え ▶ ① 63 ② 11 ③ 7 ④ 21 ⑤ 16 ⑥ 9 ⑦ 3 ⑧ 7 ⑨ 10 ⑩ 9 ⑪ 2 ⑫ 3 ⑬ 5 ⑭ 8 ⑮ 6 ⑯ 9 ⑰ 5 ⑱ 24 ⑲ 6 ⑳ 9

194日 2つの数と3つの数の計算

次の計算をしましょう。

1. $3 + 3 =$
2. $3 \times 4 =$
3. $7 + 8 - 1 =$
4. $12 - 1 + 9 =$
5. $72 \div 8 =$
6. $12 - 3 + 7 =$
7. $2 + 5 + 9 =$
8. $9 \times 5 =$
9. $28 \div 4 =$
10. $7 + 1 - 2 =$
11. $8 + 4 + 3 =$
12. $5 \times 8 =$
13. $9 - 4 + 6 =$
14. $3 + 7 - 5 =$
15. $1 + 6 =$
16. $12 + 6 + 6 =$
17. $6 \times 6 =$
18. $27 - 2 =$
19. $9 \div 3 =$
20. $19 - 4 - 6 =$

192日の答え ▶ 1 7 2 7 3 12 4 28 5 6 6 2 7 16 8 21 9 2 10 2
11 7 12 1 13 8 14 25 15 4 16 1 17 3 18 8 19 8 20 1

195日 ご石の数

①ご石全体の数→②白のご石の数→③黒のご石の数の順に計算しましょう。

1　○○○●●
　　○○○●●
　　●●●●●
　　●●●●●

①ご石全体　____ × ____ ＝ (　　) 個

②白のご石　____ × ____ ＝ (　　) 個

③黒のご石　全体の数　白の数
　　　　　(　　) − (　　) ＝ ☐ 個

2　●○○○○
　　●○○○○
　　●○○○○
　　●●●●●

①ご石全体　____ × ____ ＝ (　　) 個

②白のご石　____ × ____ ＝ (　　) 個

③黒のご石　全体の数　白の数
　　　　　(　　) − (　　) ＝ ☐ 個

3　●●●●●●
　　●●●●●●
　　○○○○○●
　　○○○○○●
　　○○○○○●

①ご石全体　____ × ____ ＝ (　　) 個

②白のご石　____ × ____ ＝ (　　) 個

③黒のご石　全体の数　白の数
　　　　　(　　) − (　　) ＝ ☐ 個

4　●●●●●●
　　●○○○○●
　　●○○○○●
　　●○○○○●
　　●○○○○●
　　●●●●●●

①ご石全体　____ × ____ ＝ (　　) 個

②白のご石　____ × ____ ＝ (　　) 個

③黒のご石　全体の数　白の数
　　　　　(　　) − (　　) ＝ ☐ 個

193日の答え
1 ❶19 ❷4 ❸7 ❹2　2 ❶6 ❷15 ❸19 ❹5　3 ❶17 ❷3 ❸54 ❹6　4 ❶11 ❷5 ❸19 ❹18　5 ❶6 ❷4 ❸19 ❹14　6 ❶16 ❷5 ❸17 ❹8　7 ❶4 ❷4 ❸3 ❹10　8 ❶15 ❷10 ❸4 ❹21

196日 3つの穴あき計算

3つの式の答えが同じになるように、□にあてはまる数を書きましょう。

1. $18 \div 2 = \boxed{}^① = 12 - \boxed{}^② = \boxed{}^③ \times 3$

2. $2 \times 4 = \boxed{}^① = 16 \div \boxed{}^② = \boxed{}^③ - 5$

3. $12 - 7 = \boxed{}^① = 8 - \boxed{}^② = \boxed{}^③ + 2$

4. $14 \div 2 = \boxed{}^① = 15 - \boxed{}^② = \boxed{}^③ + 1$

5. $36 \div 6 = \boxed{}^① = 18 \div \boxed{}^② = \boxed{}^③ + 2$

6. $8 + 3 = \boxed{}^① = 16 - \boxed{}^② = \boxed{}^③ + 7$

7. $9 + 6 = \boxed{}^① = 3 \times \boxed{}^② = \boxed{}^③ + 8$

8. $7 + 3 = \boxed{}^① = 15 - \boxed{}^② = \boxed{}^③ + 6$

9. $3 \times 4 = \boxed{}^① = 18 - \boxed{}^② = \boxed{}^③ \times 2$

10. $6 - 2 = \boxed{}^① = 11 - \boxed{}^② = \boxed{}^③ + 3$

194日の答え ①6 ②12 ③14 ④20 ⑤9 ⑥16 ⑦16 ⑧45 ⑨7 ⑩6 ⑪15 ⑫40 ⑬11 ⑭5 ⑮7 ⑯24 ⑰36 ⑱25 ⑲3 ⑳9

197日 3つの数の計算

次の計算をしましょう。

1. $5 - 1 + 4 =$
2. $7 + 9 + 1 =$
3. $13 - 7 - 3 =$
4. $11 - 3 - 2 =$
5. $9 + 8 - 5 =$
6. $3 + 6 + 3 =$
7. $28 + 1 - 4 =$
8. $14 + 5 + 3 =$
9. $2 + 2 + 9 =$
10. $14 - 6 - 3 =$
11. $1 + 9 + 4 =$
12. $5 + 5 + 5 =$
13. $6 - 4 + 1 =$
14. $10 + 2 - 6 =$
15. $3 + 8 - 2 =$
16. $12 + 7 + 2 =$
17. $6 - 3 + 8 =$
18. $8 - 2 - 2 =$
19. $7 + 7 - 6 =$
20. $9 - 4 - 1 =$

195日の答え
1. ① $4 × 5 = 20$ ② $2 × 3 = 6$ ③ $20 - 6 = 14$
2. ① $4 × 6 = 24$ ② $3 × 5 = 15$ ③ $24 - 15 = 9$
3. ① $5 × 6 = 30$ ② $3 × 5 = 15$ ③ $30 - 15 = 15$
4. ① $6 × 6 = 36$ ② $4 × 5 = 20$ ③ $36 - 20 = 16$

198日 リレー計算

線でつながった2マスには同じ数が入ります。マスに答えを書きましょう。

1. $8 - \boxed{} = 3$
   $10 \div \boxed{} = \boxed{}$

2. $2 + \boxed{} = 21$
   $8 + \boxed{} = \boxed{}$

3. $5 + \boxed{} = 7$
   $7 \times \boxed{} = \boxed{}$

4. $7 - \boxed{} = 3$
   $24 \div \boxed{} = \boxed{}$

5. $26 - \boxed{} = 20$
   $30 \div \boxed{} = \boxed{}$

6. $8 - 6 = \boxed{}$
   $8 \div \boxed{} = \boxed{}$

7. $9 - 1 = \boxed{}$
   $4 \times \boxed{} = \boxed{}$

8. $2 - 1 = \boxed{}$
   $7 - \boxed{} = \boxed{}$

9. $9 - 4 = \boxed{}$
   $15 \div \boxed{} = \boxed{}$

10. $12 + 4 = \boxed{}$
    $21 - \boxed{} = \boxed{}$

196日の答え▶ 1 ❶9 ❷3 ❸3 　2 ❶8 ❷2 ❸13 　3 ❶5 ❷3 ❸3 　4 ❶7 ❷8 ❸6 　5 ❶6 ❷3 ❸4 　6 ❶11 ❷5 ❸4 　7 ❶15 ❷5 ❸7 　8 ❶10 ❷5 ❸4 　9 ❶12 ❷6 ❸6 　10 ❶4 ❷7 ❸1

199日 1つの穴あき計算

□にあてはまる数を書きましょう。

1. □ × 2 = 6
2. □ − 6 = 5
3. 4 × □ = 16
4. 42 ÷ □ = 7
5. □ + 3 = 13
6. 4 ÷ □ = 2
7. 9 × □ = 36
8. □ − 6 = 11
9. 27 ÷ □ = 9
10. 3 × □ = 9

11. □ − 3 = 6
12. □ + 4 = 17
13. 18 ÷ □ = 2
14. 20 − □ = 4
15. □ − 1 = 3
16. 3 + □ = 6
17. 45 ÷ □ = 9
18. 7 + □ = 14
19. □ × 7 = 28
20. □ + 6 = 18

197日の答え▶ 1. 8 2. 17 3. 3 4. 6 5. 12 6. 12 7. 25 8. 22 9. 13 10. 5 11. 14 12. 15 13. 3 14. 6 15. 9 16. 21 17. 11 18. 4 19. 8 20. 4

200日 マスの数

マスの数をエリアごとに計算して、マスの数の合計を出しましょう。

1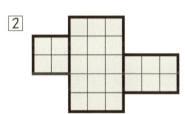

___ × ___ = (   )個
                  ＋
___ × ___ = (   )個
                  ＋
___ × ___ = (   )個
                  ＝
●マスの数の合計 ☐ 個

2

___ × ___ = (   )個
                  ＋
___ × ___ = (   )個
                  ＋
___ × ___ = (   )個
                  ＝
●マスの数の合計 ☐ 個

3

___ × ___ = (   )個
                  ＋
___ × ___ = (   )個
                  ＋
___ × ___ = (   )個
                  ＋
___ × ___ = (   )個
                  ＝
●マスの数の合計 ☐ 個

198日の答え ▶ ① 5、2 ② 19、27 ③ 2、14 ④ 4、6 ⑤ 6、5
⑥ 2、4 ⑦ 8、32 ⑧ 1、6 ⑨ 5、3 ⑩ 16、5

201日 リレー計算

線でつながった2マスには同じ数が入ります。マスに答えを書きましょう。

① 12 − ☐ = 11
  4 + ☐ = ☐

② 21 + ☐ = 23
  12 ÷ ☐ = ☐

③ 3 × ☐ = 9
  9 + ☐ = ☐

④ 16 − ☐ = 11
  20 ÷ ☐ = ☐

⑤ 3 + ☐ = 5
  2 × ☐ = ☐

⑥ 11 − 9 = ☐
  ☐ × 5 = ☐

⑦ 56 ÷ 8 = ☐
  ☐ × 6 = ☐

⑧ 18 + 3 = ☐
  ☐ ÷ 7 = ☐

⑨ 24 − 8 = ☐
  ☐ − 7 = ☐

⑩ 11 − 5 = ☐
  ☐ ÷ 2 = ☐

199日の答え ▶ ①3 ②11 ③4 ④6 ⑤10 ⑥2 ⑦4 ⑧17 ⑨3 ⑩3
⑪9 ⑫13 ⑬9 ⑭16 ⑮4 ⑯3 ⑰5 ⑱7 ⑲4 ⑳12

202日 2つの数の計算

次の計算をしましょう。

1. $8 \times 4 =$
2. $10 - 7 =$
3. $6 + 2 =$
4. $7 - 3 =$
5. $16 \div 2 =$
6. $17 + 8 =$
7. $8 - 1 =$
8. $4 \times 6 =$
9. $5 - 4 =$
10. $5 \times 5 =$
11. $13 - 4 =$
12. $9 + 9 =$
13. $4 \times 9 =$
14. $9 - 2 =$
15. $3 \times 5 =$
16. $5 + 9 =$
17. $12 - 9 =$
18. $8 \div 4 =$
19. $6 \times 9 =$
20. $18 - 4 =$

200日の答え ① $4 \times 2 = 8$、$2 \times 2 = 4$、$3 \times 3 = 9$、21 ② $2 \times 2 = 4$、$5 \times 3 = 15$、$2 \times 3 = 6$、25 ③ $4 \times 4 = 16$、$4 \times 2 = 8$、$2 \times 2 = 4$、$3 \times 2 = 6$、34

203日 1つの穴あき計算

□にあてはまる数を書きましょう。

1. ☐ + 4 = 10
2. ☐ − 2 = 1
3. 11 + ☐ = 13
4. 2 × ☐ = 16
5. ☐ ÷ 4 = 4
6. ☐ + 8 = 15
7. 8 ÷ ☐ = 4
8. 14 ÷ ☐ = 2
9. 3 × ☐ = 18
10. ☐ − 1 = 20
11. ☐ + 5 = 6
12. 21 ÷ ☐ = 7
13. 8 × ☐ = 48
14. 18 − ☐ = 12
15. 4 ÷ ☐ = 1
16. ☐ − 6 = 9
17. 32 ÷ ☐ = 4
18. ☐ + 3 = 22
19. ☐ × 9 = 27
20. ☐ − 5 = 7

201日の答え ▶ 1 1、5 2 2、6 3 3、12 4 5、4 5 2、4 6 2、10 7 7、42 8 21、3 9 16、9 10 6、3

204日 3つの数の計算

次の計算をしましょう。

1. 1 + 9 − 8 =
2. 9 + 4 − 5 =
3. 10 + 2 − 9 =
4. 5 + 3 − 7 =
5. 14 − 2 + 8 =
6. 8 − 5 − 1 =
7. 3 + 7 − 2 =
8. 15 − 1 + 9 =
9. 6 − 2 + 8 =
10. 11 − 4 − 3 =
11. 2 + 1 + 5 =
12. 14 − 6 + 2 =
13. 5 + 1 − 4 =
14. 3 + 8 + 4 =
15. 13 − 9 + 1 =
16. 2 + 6 − 7 =
17. 6 − 4 + 2 =
18. 15 − 6 + 1 =
19. 29 − 3 − 6 =
20. 4 + 1 − 3 =

202日の答え▶ 1 32 2 3 3 8 4 4 5 8 6 25 7 7 8 24 9 1 10 25
11 9 12 18 13 36 14 7 15 15 16 14 17 3 18 2 19 54 20 14

205日 ツリーたし算

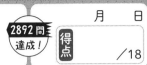

線でつながったマスどうしをたし算して、□に答えを書きましょう。

① 9 2 6
【解き方】2＋6の答え

② 8 4 4 … 9

③ 8 3 4 … 7

④ □ 7 4 … 20

⑤ □ □ 6 … 14 … 15 … 23

⑥ 5 □ 8 … 11 … 22

203日の答え ▶ ①6 ②3 ③2 ④8 ⑤16 ⑥7 ⑦2 ⑧7 ⑨6 ⑩21 ⑪1 ⑫3 ⑬6 ⑭6 ⑮4 ⑯15 ⑰8 ⑱19 ⑲3 ⑳12

206日 リレー計算

線でつながった2マスには同じ数が入ります。マスに答えを書きましょう。

1. 7 − ☐ = 1
   5 × ☐ = ◯

2. 6 + ☐ = 11
   40 ÷ ☐ = ◯

3. 11 + ☐ = 13
   3 − ☐ = ◯

4. 7 − ☐ = 3
   10 − ☐ = ◯

5. 8 − ☐ = 1
   28 ÷ ☐ = ◯

6. 5 + 3 = ☐
   13 − ☐ = ◯

7. 2 + 2 = ☐
   20 ÷ ☐ = ◯

8. 23 − 7 = ☐
   3 + ☐ = ◯

9. 6 − 4 = ☐
   18 ÷ ☐ = ◯

10. 4 × 2 = ☐
    25 − ☐ = ◯

204日の答え ▶ 1 2 2 8 3 3 4 1 5 20 6 2 7 8 8 23 9 12 10 4
11 8 12 10 13 2 14 15 15 5 16 1 17 4 18 10 19 20 20 2

207日 3つの数の計算

次の計算をしましょう。

1. $8 + 2 + 2 =$
2. $14 - 7 - 6 =$
3. $4 - 3 + 7 =$
4. $9 + 9 + 2 =$
5. $23 - 1 + 4 =$
6. $1 + 4 - 3 =$
7. $5 - 1 + 7 =$
8. $7 - 4 - 1 =$
9. $22 + 8 - 5 =$
10. $12 + 5 + 3 =$
11. $8 - 4 - 1 =$
12. $11 + 2 - 8 =$
13. $6 + 3 + 5 =$
14. $10 + 6 - 7 =$
15. $4 + 7 - 9 =$
16. $8 - 3 - 1 =$
17. $9 + 6 - 2 =$
18. $17 - 2 + 8 =$
19. $3 + 8 - 7 =$
20. $6 + 1 + 3 =$

205日の答え ▶ 1 8、17 2 12、8、20、29 3 11、15、22 4 9、11 5 1、8、8 6 3、8、3、19

208日 1つの穴あき計算

□にあてはまる数を書きましょう。

1. $16 ÷ \square = 4$
2. $\square × 7 = 42$
3. $2 + \square = 7$
4. $\square + 9 = 16$
5. $\square - 6 = 5$
6. $28 ÷ \square = 7$
7. $\square × 8 = 48$
8. $\square + 4 = 5$
9. $11 - \square = 4$
10. $\square + 9 = 11$
11. $\square ÷ 3 = 6$
12. $12 ÷ \square = 4$
13. $\square + 1 = 4$
14. $9 × \square = 36$
15. $5 - \square = 2$
16. $6 + \square = 14$
17. $\square - 6 = 11$
18. $\square - 2 = 4$
19. $3 × \square = 24$
20. $5 × \square = 35$

206日の答え▶ 1 6、30 2 5、8 3 2、1 4 4、6 5 7、4
6 8、5 7 4、5 8 16、19 9 2、9 10 8、17

209日 2つの数と3つの数の計算

次の計算をしましょう。

1. $72 \div 9 =$
2. $1 + 4 + 1 =$
3. $5 \times 8 =$
4. $14 \div 7 =$
5. $12 + 3 + 9 =$
6. $8 - 1 =$
7. $16 + 8 - 2 =$
8. $14 - 5 - 8 =$
9. $6 \times 5 =$
10. $6 + 6 - 3 =$
11. $15 \div 3 =$
12. $1 + 8 =$
13. $12 + 1 + 1 =$
14. $18 - 4 =$
15. $2 \times 9 =$
16. $5 + 9 - 7 =$
17. $8 \times 7 =$
18. $8 - 3 + 4 =$
19. $10 \div 5 =$
20. $21 - 6 - 2 =$

207日の答え
1. 12 2. 1 3. 8 4. 20 5. 26 6. 2 7. 11 8. 2 9. 25 10. 20
11. 3 12. 5 13. 14 14. 9 15. 2 16. 4 17. 13 18. 23 19. 4 20. 10

210日 ご石の数

①ご石全体の数→②白のご石の数→③黒のご石の数の順に計算しましょう。

① 1
- ①ご石全体　6 × 5 =（ 30 ）個
- ②白のご石　5 × 4 =（ 20 ）個
- ③黒のご石　(30) − (20) = 10 個

② 2
- ①ご石全体　6 × 4 =（ 24 ）個
- ②白のご石　3 × 3 =（ 9 ）個
- ③黒のご石　(24) − (9) = 15 個

③ 3
- ①ご石全体　5 × 6 =（ 30 ）個
- ②白のご石　4 × 5 =（ 20 ）個
- ③黒のご石　(30) − (20) = 10 個

④ 4
- ①ご石全体　6 × 6 =（ 36 ）個
- ②白のご石　5 × 2 =（ 10 ）個
- ③黒のご石　(36) − (10) = 26 個

208日の答え　① 4　② 6　③ 5　④ 7　⑤ 11　⑥ 4　⑦ 6　⑧ 1　⑨ 7　⑩ 2　⑪ 18　⑫ 3　⑬ 3　⑭ 4　⑮ 3　⑯ 8　⑰ 17　⑱ 6　⑲ 8　⑳ 7

211日 3つの穴あき計算

月　　日
得点　／30

3つの式の答えが同じになるように、□にあてはまる数を書きましょう。

① $2 + 7 = \boxed{}^① = 3 \times \boxed{}^② = \boxed{}^③ + 5$

② $8 - 4 = \boxed{}^① = 2 + \boxed{}^② = \boxed{}^③ \times 4$

③ $4 \times 2 = \boxed{}^① = 9 - \boxed{}^② = \boxed{}^③ + 6$

④ $12 \div 6 = \boxed{}^① = 5 - \boxed{}^② = \boxed{}^③ + 1$

⑤ $7 + 6 = \boxed{}^① = 16 - \boxed{}^② = \boxed{}^③ + 2$

⑥ $3 + 9 = \boxed{}^① = 4 \times \boxed{}^② = \boxed{}^③ \times 2$

⑦ $2 \times 8 = \boxed{}^① = 11 + \boxed{}^② = \boxed{}^③ \times 4$

⑧ $15 - 7 = \boxed{}^① = 16 - \boxed{}^② = \boxed{}^③ + 3$

⑨ $13 + 5 = \boxed{}^① = 3 \times \boxed{}^② = \boxed{}^③ + 8$

⑩ $5 + 6 = \boxed{}^① = 14 - \boxed{}^② = \boxed{}^③ - 1$

209日の答え ①8 ②6 ③40 ④2 ⑤24 ⑥7 ⑦22 ⑧1 ⑨30 ⑩9 ⑪5 ⑫9 ⑬14 ⑭14 ⑮18 ⑯7 ⑰56 ⑱9 ⑲2 ⑳13

212日 2つの数の計算

次の計算をしましょう。

1. $18 \div 3 =$
2. $9 + 2 =$
3. $12 - 9 =$
4. $9 \times 7 =$
5. $7 - 2 =$
6. $1 + 6 =$
7. $19 - 2 =$
8. $4 \times 7 =$
9. $48 \div 8 =$
10. $6 \times 9 =$
11. $8 \div 4 =$
12. $11 - 3 =$
13. $3 + 7 =$
14. $5 \times 6 =$
15. $19 - 8 =$
16. $8 - 1 =$
17. $8 \times 8 =$
18. $24 \div 4 =$
19. $5 \times 9 =$
20. $14 \div 2 =$

210日の答え
1. ① $5 \times 5 = 25$ ② $4 \times 4 = 16$ ③ $25 - 16 = 9$ 2. ① $4 \times 6 = 24$ ② $3 \times 3 = 9$ ③ $24 - 9 = 15$ 3. ① $6 \times 5 = 30$ ② $5 \times 4 = 20$ ③ $30 - 20 = 10$ 4. ① $6 \times 6 = 36$ ② $2 \times 5 = 10$ ③ $36 - 10 = 26$

213日 タテヨコ計算

3004問達成！

得点 /32

月　日

タテとヨコ、それぞれの計算式を解きましょう。

① 5 × 7 = ❶☐
　 ＋　 ー
　 6 ＋ 3 = ❷☐
　 ＝　 ＝
　 ❸☐　❹☐

② 8 ＋ 9 = ❶☐
　 ー　 ＋
　 3 ー 1 = ❷☐
　 ＝　 ＝
　 ❸☐　❹☐

③ 16 ー 9 = ❶☐
　 ÷　 ×
　 2 ー 1 = ❷☐
　 ＝　 ＝
　 ❸☐　❹☐

④ 12 ＋ 7 = ❶☐
　 ÷　 ー
　 6 × 6 = ❷☐
　 ＝　 ＝
　 ❸☐　❹☐

⑤ 2 × 3 = ❶☐
　 ×　 ー
　 9 ÷ 3 = ❷☐
　 ＝　 ＝
　 ❸☐　❹☐

⑥ 6 ＋ 7 = ❶☐
　 ー　 ＋
　 5 × 5 = ❷☐
　 ＝　 ＝
　 ❸☐　❹☐

⑦ 18 ー 7 = ❶☐
　 ÷　 ＋
　 3 × 4 = ❷☐
　 ＝　 ＝
　 ❸☐　❹☐

⑧ 3 ＋ 4 = ❶☐
　 ×　 ー
　 8 ー 2 = ❷☐
　 ＝　 ＝
　 ❸☐　❹☐

211日の答え ▶
① ❶9 ❷3 ❸4　② ❶4 ❷2 ❸1　③ ❶8 ❷1 ❸2　④ ❶2 ❷3 ❸1　⑤ ❶13 ❷3 ❸11　⑥ ❶12 ❷3 ❸6　⑦ ❶16 ❷5 ❸4　⑧ ❶8 ❷8 ❸5　⑨ ❶18 ❷6 ❸10　⑩ ❶11 ❷3 ❸12

214日 3つの数の計算

次の計算をしましょう。

① $6 + 8 - 5 =$　　　⑪ $3 + 6 - 1 =$

② $12 - 7 + 1 =$　　　⑫ $10 - 7 - 2 =$

③ $28 - 6 + 4 =$　　　⑬ $9 + 8 - 5 =$

④ $9 - 4 + 2 =$　　　⑭ $8 + 3 - 8 =$

⑤ $1 + 3 + 1 =$　　　⑮ $4 + 1 + 2 =$

⑥ $21 + 1 - 7 =$　　　⑯ $3 + 9 + 9 =$

⑦ $2 + 4 - 3 =$　　　⑰ $6 - 2 - 3 =$

⑧ $5 + 8 + 6 =$　　　⑱ $23 - 5 - 8 =$

⑨ $15 - 2 - 3 =$　　　⑲ $14 + 9 - 4 =$

⑩ $7 - 5 + 6 =$　　　⑳ $7 + 1 + 7 =$

212日の答え ▶ ① 6 ② 11 ③ 3 ④ 63 ⑤ 5 ⑥ 7 ⑦ 17 ⑧ 28 ⑨ 6 ⑩ 54 ⑪ 2 ⑫ 8 ⑬ 10 ⑭ 30 ⑮ 11 ⑯ 7 ⑰ 64 ⑱ 6 ⑲ 45 ⑳ 7

215日 マスの数

3027問達成!

マスの数をエリアごとに計算して、マスの数の合計を出しましょう。

1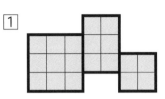

____ × ____ = ( ) 個
            +
____ × ____ = ( ) 個
            +
____ × ____ = ( ) 個
            =
●マスの数の合計 □ 個

2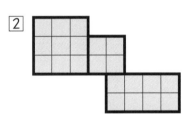

____ × ____ = ( ) 個
            +
____ × ____ = ( ) 個
            +
____ × ____ = ( ) 個
            =
●マスの数の合計 □ 個

3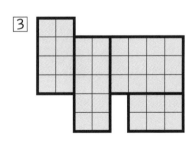

____ × ____ = ( ) 個
            +
____ × ____ = ( ) 個
            +
____ × ____ = ( ) 個
            +
____ × ____ = ( ) 個
            =
●マスの数の合計 □ 個

213日の答え
1 ❶35 ❷9 ❸11 ❹4 2 ❶17 ❷2 ❸5 ❹10 3 ❶7 ❷1 ❸8 ❹9 4 ❶19 ❷36 ❸2 ❹1 5 ❶6 ❷3 ❸18 ❹0 6 ❶13 ❷25 ❸1 ❹12 7 ❶11 ❷12 ❸6 ❹11 8 ❶7 ❷6 ❸24 ❹2

216日 1つの穴あき計算

□にあてはまる数を書きましょう。

1. $9 + \boxed{} = 15$
2. $\boxed{} - 4 = 1$
3. $2 \times \boxed{} = 4$
4. $\boxed{} \div 5 = 5$
5. $\boxed{} \div 3 = 8$
6. $6 - \boxed{} = 5$
7. $\boxed{} \times 7 = 42$
8. $\boxed{} - 9 = 1$
9. $21 \div \boxed{} = 3$
10. $22 - \boxed{} = 14$
11. $8 + \boxed{} = 9$
12. $\boxed{} + 2 = 17$
13. $\boxed{} - 2 = 6$
14. $12 \div \boxed{} = 3$
15. $2 \times \boxed{} = 14$
16. $\boxed{} \times 6 = 54$
17. $\boxed{} + 9 = 14$
18. $64 \div \boxed{} = 8$
19. $\boxed{} \div 2 = 8$
20. $\boxed{} + 7 = 8$

214日の答え ▶ 1 9　2 6　3 26　4 7　5 5　6 15　7 3　8 19　9 10　10 8　11 8　12 1　13 12　14 3　15 7　16 21　17 1　18 10　19 19　20 15

217日 リレー計算

線でつながった2マスには同じ数が入ります。マスに答えを書きましょう。

① 25 − ☐ = 11
　☐ + 6 = ☐

② 56 ÷ ☐ = 8
　☐ − 5 = ☐

③ 3 + ☐ = 8
　☐ × 4 = ☐

④ 20 − ☐ = 8
　☐ + 1 = ☐

⑤ 11 + ☐ = 17
　☐ × 7 = ☐

⑥ 8 − 6 = ☐
　12 ÷ ☐ = ☐

⑦ 7 − 3 = ☐
　9 + ☐ = ☐

⑧ 12 + 6 = ☐
　21 − ☐ = ☐

⑨ 4 − 1 = ☐
　3 × ☐ = ☐

⑩ 3 + 3 = ☐
　18 ÷ ☐ = ☐

215日の答え ▶ ① 3×3＝9、3×2＝6、2×2＝4、19　② 3×3＝9、2×2＝4、2×4＝8、21　③ 4×2＝8、5×2＝10、3×4＝12、2×3＝6、36

218日 2つの数と3つの数の計算

次の計算をしましょう。

1. 2 + 5 + 7 =
2. 5 × 3 =
3. 27 + 1 − 3 =
4. 54 ÷ 9 =
5. 35 ÷ 5 =
6. 14 ÷ 2 =
7. 5 × 8 =
8. 17 − 2 − 2 =
9. 8 − 4 + 9 =
10. 6 × 6 =
11. 8 ÷ 2 =
12. 9 − 3 + 2 =
13. 5 + 7 − 6 =
14. 27 ÷ 3 =
15. 1 + 5 + 4 =
16. 11 − 1 + 8 =
17. 9 × 9 =
18. 17 + 7 − 2 =
19. 4 × 7 =
20. 13 − 8 + 1 =

216日の答え▶ 1 6 2 5 3 2 4 25 5 24 6 1 7 6 8 10 9 7 10 8 11 1 12 15 13 8 14 4 15 7 16 9 17 5 18 8 19 16 20 1

219日 3つの穴あき計算

3つの式の答えが同じになるように、□にあてはまる数を書きましょう。

1. $3 \times 5 =$ ❶□ $= 17 -$ ❷□ $=$ ❸□ $+ 6$

2. $13 - 9 =$ ❶□ $= 8 \div$ ❷□ $=$ ❸□ $- 2$

3. $2 \times 8 =$ ❶□ $= 18 -$ ❷□ $=$ ❸□ $\times 4$

4. $7 - 1 =$ ❶□ $= 2 +$ ❷□ $=$ ❸□ $+ 3$

5. $5 + 4 =$ ❶□ $= 12 -$ ❷□ $=$ ❸□ $+ 2$

6. $2 + 3 =$ ❶□ $= 10 \div$ ❷□ $=$ ❸□ $+ 1$

7. $18 \div 2 =$ ❶□ $= 18 -$ ❷□ $=$ ❸□ $+ 3$

8. $3 + 7 =$ ❶□ $= 20 \div$ ❷□ $=$ ❸□ $+ 4$

9. $7 + 6 =$ ❶□ $= 16 -$ ❷□ $=$ ❸□ $+ 5$

10. $6 \times 2 =$ ❶□ $= 4 \times$ ❷□ $=$ ❸□ $+ 7$

217日の答え▶ 1 14、20 2 7、2 3 5、20 4 12、13 5 6、42 6 2、6 7 4、13 8 18、3 9 3、9 10 6、3

220日 ツリーたし算

線でつながったマスどうしをたし算して、□に答えを書きましょう。

① 1, 5, 7

【解き方】
1＋5の答え

② 8, 12, 4, 5

③ 3, 8, 4, 7

④ □, 4, 9, 9

⑤ □, 7, 4, 9, 25

⑥ 4, 8, □, 6, 19

218日の答え ▶ ① 14 ② 15 ③ 25 ④ 6 ⑤ 7 ⑥ 7 ⑦ 40 ⑧ 13 ⑨ 13 ⑩ 36 ⑪ 4 ⑫ 8 ⑬ 6 ⑭ 9 ⑮ 10 ⑯ 18 ⑰ 81 ⑱ 22 ⑲ 28 ⑳ 6

221日 2つの数の計算

次の計算をしましょう。

1. $17 - 1 =$
2. $2 \times 8 =$
3. $18 + 9 =$
4. $11 - 7 =$
5. $12 + 8 =$
6. $36 \div 6 =$
7. $1 + 4 =$
8. $3 \times 7 =$
9. $22 - 8 =$
10. $36 \div 9 =$
11. $8 \times 6 =$
12. $63 \div 9 =$
13. $12 + 1 =$
14. $2 + 5 =$
15. $4 \div 2 =$
16. $10 - 1 =$
17. $17 + 6 =$
18. $12 \div 2 =$
19. $4 \times 4 =$
20. $72 \div 8 =$

219日の答え ▶ ① ❶15 ❷39 ② ❶4 ❷26 ③ ❶16 ❷4 ④ ❶6 ❷4 ❸3 ⑤ ❶9 ❷3 ❸7 ⑥ ❶5 ❷34 ⑦ ❶9 ❷9 ❸6 ⑧ ❶10 ❷26 ⑨ ❶13 ❷3 ❸8 ⑩ ❶12 ❷3 ❸5

222日 1つの穴あき計算

□にあてはまる数を書きましょう。

1. ☐ − 4 = 17
2. ☐ × 6 = 24
3. 6 + ☐ = 13
4. 8 − ☐ = 7
5. ☐ − 8 = 9
6. 6 ÷ ☐ = 3
7. 13 − ☐ = 9
8. ☐ + 4 = 12
9. 3 × ☐ = 27
10. 17 − ☐ = 13
11. ☐ × 6 = 30
12. 5 − ☐ = 2
13. ☐ − 8 = 6
14. 7 + ☐ = 16
15. ☐ + 2 = 11
16. 45 ÷ ☐ = 9
17. 7 × ☐ = 56
18. 14 + ☐ = 28
19. ☐ + 5 = 13
20. ☐ + 7 = 10

220日の答え▶ 1 6、12、18 2 16、24、29 3 11、15、22
4 5、18 5 2、11、5、20 6 1、9、13

223日 3つの数の計算

次の計算をしましょう。

1. $1 + 3 + 1 =$
2. $9 - 4 + 5 =$
3. $10 + 1 - 6 =$
4. $13 - 8 - 1 =$
5. $3 - 2 + 4 =$
6. $4 - 1 - 2 =$
7. $2 + 3 + 7 =$
8. $19 - 7 - 8 =$
9. $15 + 4 + 3 =$
10. $6 + 9 + 5 =$
11. $14 - 2 - 7 =$
12. $4 - 2 + 3 =$
13. $7 - 6 + 1 =$
14. $12 - 5 - 5 =$
15. $28 + 0 - 6 =$
16. $1 + 2 - 2 =$
17. $8 - 6 + 4 =$
18. $24 + 5 - 2 =$
19. $6 + 1 + 9 =$
20. $16 - 8 + 3 =$

221日の答え ① 16 ② 16 ③ 27 ④ 4 ⑤ 20 ⑥ 6 ⑦ 5 ⑧ 21 ⑨ 14 ⑩ 4 ⑪ 48 ⑫ 7 ⑬ 13 ⑭ 7 ⑮ 2 ⑯ 9 ⑰ 23 ⑱ 6 ⑲ 16 ⑳ 9

224日 タテヨコ計算

タテとヨコ、それぞれの計算式を解きましょう。

① 7 + 2 = **9**　6 ÷ 2 = **3**　❸ **1**　❹ **4**

② 6 × 2 = **12**　9 − 8 = **1**　❸ **15**　❹ **16**

③ 10 + 7 = **17**　5 − 4 = **1**　❸ **2**　❹ **11**

④ 4 + 6 = **10**　7 + 3 = **10**　❸ **28**　❹ **3**

⑤ 14 ÷ 7 = **2**　5 × 2 = **10**　❸ **9**　❹ **5**

⑥ 12 + 5 = **17**　6 × 3 = **18**　❸ **18**　❹ **2**

⑦ 2 × 9 = **18**　9 ÷ 3 = **3**　❸ **11**　❹ **6**

⑧ 9 − 5 = **4**　8 × 5 = **40**　❸ **72**　❹ **10**

222日の答え ①21 ②4 ③7 ④1 ⑤17 ⑥2 ⑦4 ⑧8 ⑨9 ⑩4 ⑪5 ⑫3 ⑬14 ⑭9 ⑮9 ⑯5 ⑰8 ⑱14 ⑲8 ⑳3

225日 ご石の数

①ご石全体の数→②白のご石の数→③黒のご石の数の順に計算しましょう。

1.
①ご石全体　____ × ____ =（　　）個
②白のご石　____ × ____ =（　　）個
③黒のご石　（全体の数）−（白の数）=□個

2.
①ご石全体　____ × ____ =（　　）個
②白のご石　____ × ____ =（　　）個
③黒のご石　（全体の数）−（白の数）=□個

3.
①ご石全体　____ × ____ =（　　）個
②白のご石　____ × ____ =（　　）個
③黒のご石　（全体の数）−（白の数）=□個

4.
①ご石全体　____ × ____ =（　　）個
②白のご石　____ × ____ =（　　）個
③黒のご石　（全体の数）−（白の数）=□個

223日の答え
1 5　2 10　3 5　4 4　5 5　6 1　7 12　8 4　9 22　10 20
11 5　12 5　13 2　14 2　15 22　16 1　17 6　18 27　19 16　20 11

226日 3つの数の計算

次の計算をしましょう。

1. $5 + 2 - 3 =$
2. $9 - 7 + 8 =$
3. $12 - 1 + 9 =$
4. $4 + 6 + 1 =$
5. $8 - 5 + 7 =$
6. $1 + 6 - 5 =$
7. $14 + 7 - 8 =$
8. $17 + 4 + 2 =$
9. $6 + 3 + 6 =$
10. $12 - 2 - 9 =$
11. $7 - 2 + 6 =$
12. $3 + 8 - 2 =$
13. $2 + 9 - 4 =$
14. $22 - 7 + 1 =$
15. $6 + 5 - 1 =$
16. $10 - 4 - 3 =$
17. $11 + 9 - 7 =$
18. $1 + 3 - 2 =$
19. $9 - 8 + 4 =$
20. $3 + 7 + 7 =$

224日の答え
1 ❶9 ❷3 ❸1 ❹4 2 ❶12 ❷1 ❸15 ❹16 3 ❶17 ❷1 ❸2 ❹11 4 ❶10 ❷10 ❸28 ❹3 5 ❶2 ❷10 ❸9 ❹5 6 ❶17 ❷18 ❸18 ❹2 7 ❶18 ❷3 ❸11 ❹6 8 ❶4 ❷40 ❸72 ❹10

227日 1つの穴あき計算

□にあてはまる数を書きましょう。

1. $11 - \boxed{} = 4$
2. $\boxed{} \div 6 = 8$
3. $\boxed{} - 3 = 1$
4. $9 - \boxed{} = 8$
5. $32 \div \boxed{} = 4$
6. $\boxed{} + 5 = 13$
7. $\boxed{} - 4 = 15$
8. $6 \times \boxed{} = 24$
9. $\boxed{} + 2 = 5$
10. $\boxed{} - 1 = 1$
11. $\boxed{} + 5 = 17$
12. $\boxed{} \div 4 = 7$
13. $4 \times \boxed{} = 16$
14. $27 \div \boxed{} = 3$
15. $14 + \boxed{} = 20$
16. $\boxed{} - 7 = 10$
17. $\boxed{} - 4 = 7$
18. $7 \times \boxed{} = 56$
19. $19 + \boxed{} = 28$
20. $14 \div \boxed{} = 7$

225日の答え
1 ①4×5＝20 ②3×4＝12 ③20－12＝8 2 ①5×5＝25 ②4×3＝12 ③25－12＝13 3 ①6×4＝24 ②4×3＝12 ③24－12＝12 4 ①6×6＝36 ②3×4＝12 ③36－12＝24

228日 2つの数と3つの数の計算

次の計算をしましょう。

1. $17 + 9 - 6 =$
2. $6 - 2 + 6 =$
3. $6 \times 5 =$
4. $16 + 5 =$
5. $24 + 5 - 9 =$
6. $3 \times 3 =$
7. $36 \div 9 =$
8. $3 + 1 + 7 =$
9. $12 \div 2 =$
10. $9 - 8 + 9 =$
11. $7 \times 9 =$
12. $9 - 4 - 4 =$
13. $25 + 6 - 7 =$
14. $18 \div 3 =$
15. $9 + 2 =$
16. $4 + 2 - 1 =$
17. $15 + 5 =$
18. $49 \div 7 =$
19. $7 - 2 + 5 =$
20. $12 - 5 =$

226日の答え ①4 ②10 ③20 ④11 ⑤10 ⑥2 ⑦13 ⑧23 ⑨15 ⑩1 ⑪11 ⑫9 ⑬7 ⑭16 ⑮10 ⑯3 ⑰13 ⑱2 ⑲5 ⑳17

229日 リレー計算

線でつながった2マスには同じ数が入ります。マスに答えを書きましょう。

1. 9 + □ = 15
   8 − □ = □

2. 10 + □ = 14
   7 × □ = □

3. 12 + □ = 16
   8 − □ = □

4. 27 ÷ □ = 9
   17 + □ = □

5. 6 − □ = 4
   12 ÷ □ = □

6. 3 + 1 = □
   4 × □ = □

7. 8 − 3 = □
   10 ÷ □ = □

8. 22 − 5 = □
   6 + □ = □

9. 3 + 4 = □
   14 ÷ □ = □

10. 7 − 6 = □
    26 − □ = □

227日の答え ▶ 1 7 2 48 3 4 4 1 5 8 6 8 7 19 8 4 9 3 10 2
11 12 12 28 13 4 14 9 15 6 16 17 17 11 18 8 19 9 20 2

230日 マスの数

マスの数をエリアごとに計算して、マスの数の合計を出しましょう。

①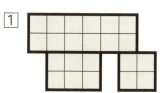

___ × ___ = ( ) 個
　　　　　　　　＋
___ × ___ = ( ) 個
　　　　　　　　＋
___ × ___ = ( ) 個
　　　　　　　　＝

●マスの数の合計 □ 個

②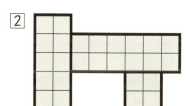

___ × ___ = ( ) 個
　　　　　　　　＋
___ × ___ = ( ) 個
　　　　　　　　＋
___ × ___ = ( ) 個
　　　　　　　　＝

●マスの数の合計 □ 個

③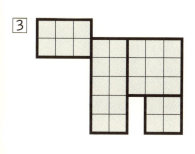

___ × ___ = ( ) 個
　　　　　　　　＋
___ × ___ = ( ) 個
　　　　　　　　＋
___ × ___ = ( ) 個
　　　　　　　　＋
___ × ___ = ( ) 個
　　　　　　　　＝

●マスの数の合計 □ 個

228日の答え ▶ ① 20 ② 10 ③ 30 ④ 21 ⑤ 20 ⑥ 9 ⑦ 4 ⑧ 11 ⑨ 6 ⑩ 10 ⑪ 63 ⑫ 1 ⑬ 24 ⑭ 6 ⑮ 11 ⑯ 5 ⑰ 20 ⑱ 7 ⑲ 10 ⑳ 7

231日 1つの穴あき計算

□にあてはまる数を書きましょう。

1. 9 × ☐ = 63
2. ☐ ÷ 6 = 8
3. ☐ − 1 = 9
4. 5 × ☐ = 15
5. 3 − ☐ = 1
6. ☐ − 8 = 6
7. 3 × ☐ = 21
8. 6 − ☐ = 2
9. ☐ ÷ 3 = 6
10. ☐ × 8 = 64
11. 5 × ☐ = 25
12. ☐ − 2 = 0
13. ☐ ÷ 3 = 1
14. 24 ÷ ☐ = 6
15. ☐ − 2 = 9
16. ☐ × 9 = 54
17. ☐ ÷ 6 = 6
18. 7 × ☐ = 35
19. 17 + ☐ = 23
20. ☐ × 4 = 8

229日の答え▶ 1 6、2 2 4、28 3 4、4 4 3、20 5 2、6 6 4、16 7 5、2 8 17、23 9 7、2 10 1、25

232日 2つの数と3つの数の計算

次の計算をしましょう。

1. $4 \times 3 =$
2. $8 + 8 - 4 =$
3. $7 - 2 + 6 =$
4. $2 \times 7 =$
5. $42 \div 6 =$
6. $3 - 1 + 8 =$
7. $81 \div 9 =$
8. $16 + 6 + 6 =$
9. $16 \div 8 =$
10. $6 \times 5 =$
11. $7 \times 7 =$
12. $12 - 6 - 4 =$
13. $28 \div 7 =$
14. $1 + 3 + 6 =$
15. $8 \times 3 =$
16. $2 - 1 + 7 =$
17. $26 - 8 - 7 =$
18. $14 - 7 =$
19. $7 + 2 + 2 =$
20. $6 \div 3 =$

230日の答え ▶ 1 $2 \times 6 = 12$、$2 \times 3 = 6$、$2 \times 2 = 4$、22 2 $5 \times 2 = 10$、$2 \times 6 = 12$、$2 \times 2 = 4$、26 3 $2 \times 3 = 6$、$5 \times 2 = 10$、$3 \times 3 = 9$、$2 \times 2 = 4$、29

233日 リレー計算

線でつながった2マスには同じ数が入ります。マスに答えを書きましょう。

1. $15 - \boxed{} = 4$
   $\boxed{} + 9 = \boxed{}$

2. $6 - \boxed{} = 3$
   $\boxed{} \times 6 = \boxed{}$

3. $3 + \boxed{} = 11$
   $\boxed{} \div 2 = \boxed{}$

4. $11 + \boxed{} = 20$
   $\boxed{} - 5 = \boxed{}$

5. $12 + \boxed{} = 16$
   $\boxed{} \times 3 = \boxed{}$

6. $22 + 3 = \boxed{}$
   $\boxed{} \div 5 = \boxed{}$

7. $19 - 3 = \boxed{}$
   $\boxed{} - 2 = \boxed{}$

8. $8 + 8 = \boxed{}$
   $\boxed{} \div 4 = \boxed{}$

9. $4 + 2 = \boxed{}$
   $\boxed{} + 3 = \boxed{}$

10. $5 - 2 = \boxed{}$
    $\boxed{} \times 8 = \boxed{}$

231日の答え ▶ ①7 ②48 ③10 ④3 ⑤2 ⑥14 ⑦7 ⑧4 ⑨18 ⑩8 ⑪5 ⑫2 ⑬3 ⑭4 ⑮11 ⑯6 ⑰36 ⑱5 ⑲6 ⑳2

234日 2つの数の計算

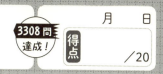

次の計算をしましょう。

1. $12 \div 6 =$
2. $21 \div 7 =$
3. $17 - 9 =$
4. $9 \times 3 =$
5. $11 + 5 =$
6. $7 - 2 =$
7. $20 \div 4 =$
8. $5 - 5 =$
9. $42 \div 7 =$
10. $18 - 7 =$
11. $7 \times 2 =$
12. $8 \times 6 =$
13. $13 - 6 =$
14. $5 \times 9 =$
15. $5 + 3 =$
16. $7 + 7 =$
17. $2 + 1 =$
18. $22 - 4 =$
19. $11 - 2 =$
20. $24 \div 6 =$

232日の答え▶ 1 12 2 12 3 11 4 14 5 7 6 10 7 9 8 28 9 2 10 30 11 49 12 2 13 4 14 10 15 24 16 8 17 11 18 7 19 11 20 2

235日 ツリーたし算

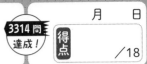

線でつながったマスどうしをたし算して、□に答えを書きましょう。

1) 4, 5, 8
【解き方】4+5の答え

2) 4, 6, 5 / 6

3) 2, 4, 6 / 8

4) 8, 5, □ / 14

5) 4, 8, 5 / 22

6) □, □, 2 / 11 / 18, □ / 20

233日の答え ▶ 1 11、20 2 3、18 3 8、4 4 9、4 5 4、12
6 25、5 7 16、14 8 16、4 9 6、9 10 3、24

236日 1つの穴あき計算

□にあてはまる数を書きましょう。

1. 18 ÷ □ = 9
2. 7 + □ = 12
3. □ × 4 = 16
4. □ − 5 = 9
5. □ × 7 = 56
6. □ × 8 = 72
7. □ + 4 = 17
8. 20 − □ = 11
9. 13 − □ = 8
10. □ ÷ 3 = 9
11. □ × 3 = 9
12. □ ÷ 4 = 8
13. □ − 6 = 4
14. □ + 4 = 8
15. □ × 6 = 36
16. 11 + □ = 14
17. □ × 6 = 30
18. 8 − □ = 2
19. □ + 5 = 10
20. □ − 1 = 6

234日の答え▶ 1. 2 2. 3 3. 8 4. 27 5. 16 6. 5 7. 5 8. 0 9. 6 10. 11 11. 14 12. 48 13. 7 14. 45 15. 8 16. 14 17. 3 18. 18 19. 9 20. 4

237日 3つの数の計算

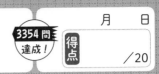

次の計算をしましょう。

1. $10 - 4 - 3 =$
2. $3 + 6 - 1 =$
3. $1 + 3 + 5 =$
4. $2 - 1 + 9 =$
5. $12 - 2 - 6 =$
6. $17 - 6 - 8 =$
7. $15 + 4 + 2 =$
8. $13 - 7 + 5 =$
9. $9 + 2 - 7 =$
10. $7 + 5 - 3 =$
11. $8 + 3 + 3 =$
12. $6 - 1 + 9 =$
13. $1 + 8 - 2 =$
14. $4 + 5 - 1 =$
15. $23 - 9 + 3 =$
16. $6 + 5 - 2 =$
17. $19 - 3 + 8 =$
18. $11 + 7 - 2 =$
19. $9 - 6 + 7 =$
20. $2 + 4 + 6 =$

235日の答え▶ ① 9、13、22 ② 10、15、21 ③ 6、10、16、24 ④ 1、6 ⑤ 13、5、17 ⑥ 7、9、2

238日 タテヨコ計算

タテとヨコ、それぞれの計算式を解きましょう。

1) 5 × 6 =
   + −
   3 × 4 =
   = =

2) 11 − 9 =
   − ÷
   6 × 3 =
   = =

3) 18 − 7 =
   ÷ −
   3 × 5 =
   = =

4) 8 + 9 =
   × ×
   3 + 6 =
   = =

5) 7 − 6 =
   + +
   14 ÷ 2 =
   = =

6) 9 × 2 =
   − ×
   6 ÷ 2 =
   = =

7) 16 ÷ 8 =
   − ÷
   6 − 4 =
   = =

8) 19 − 3 =
   − +
   9 × 4 =
   = =

236日の答え ▶ 1) 2 2) 5 3) 4 4) 14 5) 8 6) 9 7) 13 8) 9 9) 5 10) 27
11) 3 12) 32 13) 10 14) 4 15) 6 16) 3 17) 5 18) 6 19) 5 20) 7

239日 3つの穴あき計算

3つの式の答えが同じになるように、□にあてはまる数を書きましょう。

1. $15 - 9 = \square_1 = 10 - \square_2 = \square_3 + 4$

2. $18 \div 2 = \square_1 = 3 + \square_2 = \square_3 + 4$

3. $5 + 1 = \square_1 = 13 - \square_2 = \square_3 \times 3$

4. $2 \times 2 = \square_1 = 20 \div \square_2 = \square_3 + 2$

5. $7 \times 2 = \square_1 = 18 - \square_2 = \square_3 + 6$

6. $28 \div 4 = \square_1 = 11 - \square_2 = \square_3 + 5$

7. $2 \times 4 = \square_1 = 16 \div \square_2 = \square_3 + 1$

8. $15 \div 3 = \square_1 = 1 + \square_2 = \square_3 - 2$

9. $3 \times 4 = \square_1 = 5 + \square_2 = \square_3 + 11$

10. $14 - 3 = \square_1 = 15 - \square_2 = \square_3 + 8$

237日の答え▶ 1 3 2 8 3 9 4 10 5 4 6 3 7 21 8 11 9 4 10 9
11 14 12 14 13 7 14 8 15 17 16 9 17 24 18 16 19 10 20 12

240日 ご石の数

①ご石全体の数→②白のご石の数→③黒のご石の数の順に計算しましょう。

1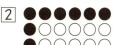

①ご石全体 ___ × ___ = ( ) 個

②白のご石 ___ × ___ = ( ) 個

③黒のご石 (全体の数) − (白の数) = □ 個

2

①ご石全体 ___ × ___ = ( ) 個

②白のご石 ___ × ___ = ( ) 個

③黒のご石 (全体の数) − (白の数) = □ 個

3

①ご石全体 ___ × ___ = ( ) 個

②白のご石 ___ × ___ = ( ) 個

③黒のご石 (全体の数) − (白の数) = □ 個

4

①ご石全体 ___ × ___ = ( ) 個

②白のご石 ___ × ___ = ( ) 個

③黒のご石 (全体の数) − (白の数) = □ 個

238日の答え
1 ❶30 ❷12 ❸8 ❹2 2 ❶2 ❷18 ❸5 ❹3 3 ❶11 ❷15 ❸6 ❹2 4 ❶17 ❷9 ❸24 ❹54 5 ❶1 ❷7 ❸21 ❹8 6 ❶18 ❷3 ❸3 ❹4 7 ❶2 ❷2 ❸10 ❹2 8 ❶16 ❷36 ❸10 ❹7

241日 3つの数の計算

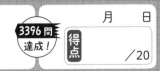

次の計算をしましょう。

1. $6 - 5 + 1 =$
2. $9 + 4 + 3 =$
3. $21 + 8 - 2 =$
4. $10 - 7 - 1 =$
5. $11 - 1 + 4 =$
6. $8 - 3 + 9 =$
7. $5 - 2 + 7 =$
8. $7 + 7 - 3 =$
9. $13 - 6 - 1 =$
10. $11 + 2 - 5 =$
11. $4 + 9 - 2 =$
12. $18 - 5 + 1 =$
13. $2 + 2 - 1 =$
14. $23 + 9 - 8 =$
15. $12 - 5 - 6 =$
16. $5 - 1 - 3 =$
17. $14 - 7 + 4 =$
18. $6 + 1 - 5 =$
19. $19 + 2 + 6 =$
20. $4 - 3 + 9 =$

239日の答え ▶ ①❶6❷4❸2 ②❶9❷6❸5 ③❶6❷7❸2 ④❶4❷5❸2 ⑤❶14❷4❸8 ⑥❶7❷4❸2 ⑦❶8❷2❸7 ⑧❶5❷4❸7 ⑨❶12❷7❸1 ⑩❶11❷4❸3

242日 リレー計算

線でつながった2マスには同じ数が入ります。マスに答えを書きましょう。

1.
   $7 + \boxed{} = 9$
   $\boxed{} - 1 = \boxed{}$

2.
   $12 - \boxed{} = 4$
   $\boxed{} \div 4 = \boxed{}$

3.
   $7 \times \boxed{} = 21$
   $\boxed{} \times 2 = \boxed{}$

4.
   $2 + \boxed{} = 4$
   $\boxed{} + 9 = \boxed{}$

5.
   $23 - \boxed{} = 10$
   $\boxed{} - 6 = \boxed{}$

6.
   $16 - 8 = \boxed{}$
   $13 + \boxed{} = \boxed{}$

7.
   $1 + 5 = \boxed{}$
   $24 \div \boxed{} = \boxed{}$

8.
   $9 - 5 = \boxed{}$
   $5 \times \boxed{} = \boxed{}$

9.
   $7 - 1 = \boxed{}$
   $14 - \boxed{} = \boxed{}$

10.
    $3 \times 2 = \boxed{}$
    $10 - \boxed{} = \boxed{}$

240日の答え ▶
1 ①5×5＝25 ②3×3＝9 ③25−9＝16 2 ①4×6＝24 ②3×5＝15 ③24−15＝9 3 ①5×6＝30 ②3×5＝15 ③30−15＝15 4 ①6×6＝36 ②4×5＝20 ③36−20＝16

243日 1つの穴あき計算

□にあてはまる数を書きましょう。

1. $14 \div \boxed{} = 2$
2. $21 + \boxed{} = 22$
3. $7 + \boxed{} = 15$
4. $\boxed{} \times 3 = 21$
5. $12 \div \boxed{} = 2$
6. $4 \times \boxed{} = 20$
7. $5 - \boxed{} = 4$
8. $8 \times \boxed{} = 56$
9. $\boxed{} \div 8 = 6$
10. $15 - \boxed{} = 6$
11. $\boxed{} + 7 = 13$
12. $\boxed{} \times 6 = 18$
13. $\boxed{} - 9 = 5$
14. $3 + \boxed{} = 5$
15. $\boxed{} \times 1 = 8$
16. $\boxed{} - 2 = 5$
17. $9 \times \boxed{} = 36$
18. $\boxed{} \div 7 = 9$
19. $\boxed{} + 7 = 16$
20. $\boxed{} \div 3 = 8$

241日の答え ▶ 1 2 2 16 3 27 4 2 5 14 6 14 7 10 8 11 9 6 10 8 11 11 12 14 13 3 14 24 15 1 16 1 17 11 18 2 19 27 20 10

244日 2つの数の計算

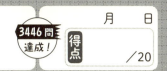

次の計算をしましょう。

1. 36 ÷ 6 =
2. 6 − 1 =
3. 4 + 3 =
4. 5 × 5 =
5. 1 + 6 =
6. 4 × 7 =
7. 9 + 9 =
8. 4 × 2 =
9. 18 + 4 =
10. 35 ÷ 7 =
11. 3 − 1 =
12. 24 − 6 =
13. 7 × 7 =
14. 17 − 4 =
15. 8 + 1 =
16. 6 × 9 =
17. 24 ÷ 6 =
18. 72 ÷ 9 =
19. 7 + 5 =
20. 8 × 4 =

242日の答え ① 2、1 ② 8、2 ③ 3、6 ④ 2、11 ⑤ 13、7 ⑥ 8、21 ⑦ 6、4 ⑧ 4、20 ⑨ 6、8 ⑩ 6、4

245日 マスの数

3449問達成！

マスの数をエリアごとに計算して、マスの数の合計を出しましょう。

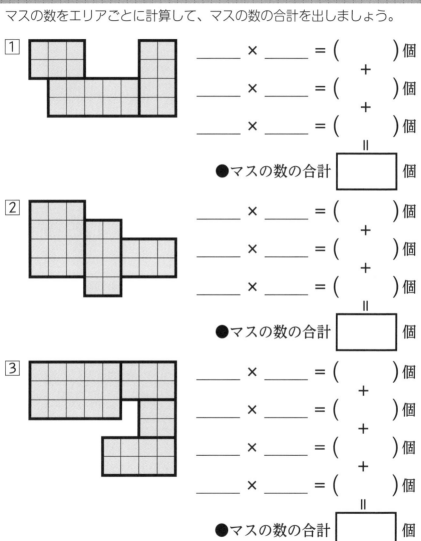

1
___ × ___ = (　　) 個
\+
___ × ___ = (　　) 個
\+
___ × ___ = (　　) 個
=
●マスの数の合計 ☐ 個

2
___ × ___ = (　　) 個
\+
___ × ___ = (　　) 個
\+
___ × ___ = (　　) 個
=
●マスの数の合計 ☐ 個

3
___ × ___ = (　　) 個
\+
___ × ___ = (　　) 個
\+
___ × ___ = (　　) 個
\+
___ × ___ = (　　) 個
=
●マスの数の合計 ☐ 個

243日の答え ▶ ① 7 ② 1 ③ 8 ④ 7 ⑤ 6 ⑥ 5 ⑦ 1 ⑧ 7 ⑨ 48 ⑩ 9 ⑪ 6 ⑫ 3 ⑬ 14 ⑭ 2 ⑮ 8 ⑯ 7 ⑰ 4 ⑱ 63 ⑲ 9 ⑳ 24

246日 3つの穴あき計算

3つの式の答えが同じになるように、□にあてはまる数を書きましょう。

1. $17 - 9 = \boxed{} = 24 \div \boxed{} = \boxed{} + 6$

2. $21 \div 3 = \boxed{} = 3 + \boxed{} = \boxed{} + 2$

3. $11 - 9 = \boxed{} = 20 \div \boxed{} = \boxed{} + 1$

4. $18 \div 9 = \boxed{} = 4 \div \boxed{} = \boxed{} - 7$

5. $17 - 7 = \boxed{} = 5 \times \boxed{} = \boxed{} + 3$

6. $13 - 4 = \boxed{} = 15 - \boxed{} = \boxed{} + 6$

7. $2 \times 6 = \boxed{} = 13 - \boxed{} = \boxed{} + 3$

8. $11 + 1 = \boxed{} = 16 - \boxed{} = \boxed{} \times 4$

9. $24 \div 4 = \boxed{} = 2 \times \boxed{} = \boxed{} + 4$

10. $8 + 6 = \boxed{} = 7 \times \boxed{} = \boxed{} + 9$

244日の答え ① 6 ② 5 ③ 7 ④ 25 ⑤ 7 ⑥ 28 ⑦ 18 ⑧ 8 ⑨ 22 ⑩ 5 ⑪ 2 ⑫ 18 ⑬ 49 ⑭ 13 ⑮ 9 ⑯ 54 ⑰ 4 ⑱ 8 ⑲ 12 ⑳ 32

247日 2つの数と3つの数の計算

次の計算をしましょう。

1. $7 \times 8 =$
2. $12 + 4 + 6 =$
3. $6 \times 6 =$
4. $16 \div 4 =$
5. $18 - 1 - 9 =$
6. $7 + 7 =$
7. $15 + 3 + 5 =$
8. $4 + 2 - 3 =$
9. $25 \div 5 =$
10. $1 + 4 + 7 =$
11. $13 - 9 =$
12. $4 \times 6 =$
13. $24 - 6 - 1 =$
14. $7 - 6 + 4 =$
15. $6 + 3 + 6 =$
16. $9 \times 6 =$
17. $12 \div 2 =$
18. $8 + 5 - 2 =$
19. $40 \div 8 =$
20. $3 \times 5 =$

245日の答え ① $2 \times 3 = 6$、$2 \times 5 = 10$、$4 \times 2 = 8$、24 ② $4 \times 3 = 12$、$4 \times 2 = 8$、$2 \times 3 = 6$、26 ③ $3 \times 5 = 15$、$2 \times 3 = 6$、$2 \times 2 = 4$、$2 \times 4 = 8$、33

248日 リレー計算

線でつながった2マスには同じ数が入ります。マスに答えを書きましょう。

1. $1 + \boxed{} = 10$
   $9 \div \boxed{} = \boxed{}$

2. $17 + \boxed{} = 25$
   $48 \div \boxed{} = \boxed{}$

3. $9 - \boxed{} = 5$
   $3 \times \boxed{} = \boxed{}$

4. $16 - \boxed{} = 14$
   $16 \div \boxed{} = \boxed{}$

5. $8 - \boxed{} = 2$
   $18 + \boxed{} = \boxed{}$

6. $5 - 1 = \boxed{}$
   $\boxed{} \times 7 = \boxed{}$

7. $7 - 5 = \boxed{}$
   $\boxed{} + 1 = \boxed{}$

8. $6 + 3 = \boxed{}$
   $\boxed{} \times 4 = \boxed{}$

9. $22 + 5 = \boxed{}$
   $\boxed{} \div 3 = \boxed{}$

10. $8 - 4 = \boxed{}$
    $\boxed{} \times 2 = \boxed{}$

246日の答え
① ❶8 ❷3 ❸2 ② ❶7 ❷4 ❸5 ③ ❶2 ❷10 ❸1 ④ ❶2 ❷2 ❸9 ⑤ ❶10 ❷2 ❸7 ⑥ ❶9 ❷6 ❸3 ⑦ ❶12 ❷1 ❸9
⑧ ❶12 ❷4 ❸3 ⑨ ❶6 ❷3 ❸2 ⑩ ❶14 ❷2 ❸5

249日 3つの数の計算

次の計算をしましょう。

1. $10 - 6 + 7 =$
2. $2 + 9 + 1 =$
3. $21 + 1 + 4 =$
4. $8 - 2 + 9 =$
5. $14 + 2 - 7 =$
6. $9 + 7 - 1 =$
7. $4 + 4 + 4 =$
8. $16 + 4 - 2 =$
9. $13 + 9 - 1 =$
10. $6 + 5 - 3 =$
11. $5 - 4 + 6 =$
12. $4 + 1 - 1 =$
13. $7 - 3 + 1 =$
14. $8 - 5 + 4 =$
15. $24 - 6 + 4 =$
16. $13 - 6 + 2 =$
17. $7 + 8 + 3 =$
18. $5 - 1 - 3 =$
19. $8 - 7 + 6 =$
20. $1 + 6 - 2 =$

247日の答え▶ 1 56　2 22　3 36　4 4　5 8　6 14　7 23　8 3　9 5　10 12　11 4　12 24　13 17　14 5　15 15　16 54　17 6　18 11　19 5　20 15

250日 ツリーたし算

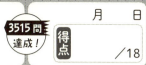

線でつながったマスどうしをたし算して、□に答えを書きましょう。

1 9 3 6

【解き方】
9＋3の答え

2 5 8 9
　　　　7

3 3 7 4
　　4

4 □ 5 9
　　　　18

5 3 8 □
　　　9
　　　27

6 □ 4 □
　13
　6
　22

248日の答え ▶ 1 9、1 2 8、6 3 4、12 4 2、8 5 6、24
6 4、28 7 2、3 8 9、36 9 27、9 10 4、8

251日 1つの穴あき計算

□にあてはまる数を書きましょう。

1. $16 + \boxed{} = 24$
2. $\boxed{} + 5 = 10$
3. $\boxed{} - 3 = 5$
4. $11 - \boxed{} = 6$
5. $\boxed{} \times 5 = 20$
6. $\boxed{} + 9 = 11$
7. $29 - \boxed{} = 21$
8. $18 \div \boxed{} = 6$
9. $\boxed{} + 2 = 5$
10. $6 - \boxed{} = 3$
11. $\boxed{} - 5 = 4$
12. $\boxed{} \div 6 = 8$
13. $\boxed{} + 4 = 16$
14. $35 \div \boxed{} = 5$
15. $\boxed{} \times 8 = 72$
16. $\boxed{} \div 5 = 8$
17. $24 \div \boxed{} = 4$
18. $13 - \boxed{} = 9$
19. $10 - \boxed{} = 3$
20. $\boxed{} \times 4 = 8$

249日の答え ▶ 1 11 2 12 3 26 4 15 5 9 6 15 7 12 8 18 9 21 10 8 11 7 12 4 13 5 14 7 15 22 16 9 17 18 18 1 19 7 20 5

252日 2つの数と3つの数の計算

次の計算をしましょう。

① 49 ÷ 7 =

② 8 + 8 − 9 =

③ 14 − 1 =

④ 3 × 2 =

⑤ 4 + 9 − 5 =

⑥ 15 + 7 − 2 =

⑦ 9 × 7 =

⑧ 21 ÷ 3 =

⑨ 9 − 3 − 6 =

⑩ 12 − 9 + 1 =

⑪ 8 × 7 =

⑫ 27 − 8 + 6 =

⑬ 18 ÷ 9 =

⑭ 8 − 8 =

⑮ 10 − 2 + 5 =

⑯ 4 × 3 =

⑰ 2 + 7 + 2 =

⑱ 8 − 1 − 4 =

⑲ 26 − 6 =

⑳ 8 × 3 =

250日の答え ▶ ① 12、9、21 ② 13、22、29 ③ 11、14、18 ④ 4、9 ⑤ 1、11、20、7 ⑥ 9、3、16

253日 タテヨコ計算

タテとヨコ、それぞれの計算式を解きましょう。

① 9 × 6 = ❶☐
  ＋   ＋
  5 － 1 = ❷☐
  ＝   ＝
  ❸☐ ❹☐

⑤ 8 － 4 = ❶☐
  ×   ×
  6 ÷ 2 = ❷☐
  ＝   ＝
  ❸☐ ❹☐

② 18 ÷ 6 = ❶☐
   －   ÷
   4 × 3 = ❷☐
   ＝   ＝
   ❸☐ ❹☐

⑥ 9 ＋ 4 = ❶☐
  ＋   ÷
  8 ÷ 2 = ❷☐
  ＝   ＝
  ❸☐ ❹☐

③ 36 ÷ 6 = ❶☐
   ÷   ＋
   4 ＋ 8 = ❷☐
   ＝   ＝
   ❸☐ ❹☐

⑦ 3 × 5 = ❶☐
  －   ＋
  1 ＋ 7 = ❷☐
  ＝   ＝
  ❸☐ ❹☐

④ 10 ＋ 4 = ❶☐
   －   ＋
   9 ÷ 3 = ❷☐
   ＝   ＝
   ❸☐ ❹☐

⑧ 15 － 9 = ❶☐
   －   ＋
   4 － 1 = ❷☐
   ＝   ＝
   ❸☐ ❹☐

251日の答え ▶ ①8 ②5 ③8 ④5 ⑤4 ⑥2 ⑦8 ⑧3 ⑨3 ⑩3 ⑪9 ⑫48 ⑬12 ⑭7 ⑮9 ⑯40 ⑰6 ⑱4 ⑲7 ⑳2

254日 3つの数の計算

次の計算をしましょう。

1. $1 + 3 + 3 =$
2. $18 + 9 - 2 =$
3. $15 - 6 - 6 =$
4. $3 + 5 + 2 =$
5. $10 - 7 - 1 =$
6. $1 + 1 + 9 =$
7. $6 + 5 - 4 =$
8. $12 - 9 + 5 =$
9. $11 - 4 - 7 =$
10. $2 - 1 + 5 =$
11. $5 - 4 + 1 =$
12. $9 - 5 + 2 =$
13. $8 + 4 - 7 =$
14. $13 - 2 + 6 =$
15. $4 + 7 - 6 =$
16. $11 + 5 + 8 =$
17. $2 + 5 + 4 =$
18. $16 + 1 - 5 =$
19. $5 + 8 - 2 =$
20. $23 - 5 + 4 =$

252日の答え ▶ 1 7　2 7　3 13　4 6　5 8　6 20　7 63　8 7　9 0　10 4　11 56　12 25　13 2　14 0　15 13　16 12　17 11　18 3　19 20　20 24

255日 ご石の数

①ご石全体の数→②白のご石の数→③黒のご石の順に計算しましょう。

1　
- ①ご石全体　___ × ___ =（　）個
- ②白のご石　___ × ___ =（　）個
- ③黒のご石　(全体の数) − (白の数) = ☐ 個

2　
- ①ご石全体　___ × ___ =（　）個
- ②白のご石　___ × ___ =（　）個
- ③黒のご石　(全体の数) − (白の数) = ☐ 個

3　
- ①ご石全体　___ × ___ =（　）個
- ②白のご石　___ × ___ =（　）個
- ③黒のご石　(全体の数) − (白の数) = ☐ 個

4　
- ①ご石全体　___ × ___ =（　）個
- ②白のご石　___ × ___ =（　）個
- ③黒のご石　(全体の数) − (白の数) = ☐ 個

253日の答え
1 ❶54 ❷4 ❸14 ❹7　2 ❶3 ❷12 ❸14 ❹2　3 ❶6 ❷12 ❸9 ❹14　4 ❶14 ❷3 ❸1 ❹7　5 ❶4 ❷3 ❸48 ❹8　6 ❶13 ❷4 ❸17 ❹2　7 ❶15 ❷8 ❸2 ❹12　8 ❶6 ❷3 ❸11 ❹10

256日 1つの穴あき計算

□にあてはまる数を書きましょう。

1. □ − 9 = 4
2. 56 ÷ □ = 8
3. 3 × □ = 9
4. □ ÷ 4 = 1
5. □ − 2 = 5
6. 16 − □ = 9
7. 30 ÷ □ = 5
8. □ ÷ 4 = 9
9. □ + 9 = 19
10. 18 − □ = 13
11. □ × 2 = 4
12. 4 + □ = 5
13. □ × 4 = 28
14. □ + 4 = 10
15. □ − 8 = 3
16. 45 ÷ □ = 9
17. 20 − □ = 12
18. □ + 3 = 15
19. 4 × □ = 16
20. □ ÷ 7 = 6

254日の答え ▶ ①7 ②25 ③3 ④10 ⑤2 ⑥11 ⑦7 ⑧8 ⑨0 ⑩6 ⑪2 ⑫6 ⑬5 ⑭17 ⑮5 ⑯24 ⑰11 ⑱12 ⑲11 ⑳22

257日 2つの数の計算

次の計算をしましょう。

1. $11 + 1 =$
2. $3 \times 4 =$
3. $48 \div 6 =$
4. $16 + 6 =$
5. $11 - 2 =$
6. $9 \times 6 =$
7. $7 \times 8 =$
8. $10 - 8 =$
9. $19 + 7 =$
10. $8 + 5 =$
11. $21 \div 7 =$
12. $1 + 4 =$
13. $81 \div 9 =$
14. $5 \times 3 =$
15. $9 + 6 =$
16. $7 \times 7 =$
17. $17 - 3 =$
18. $6 \div 3 =$
19. $18 \div 2 =$
20. $26 - 7 =$

255日の答え
1 ①$5 \times 4 = 20$ ②$3 \times 2 = 6$ ③$20 - 6 = 14$ 2 ①$5 \times 5 = 25$ ②$4 \times 3 = 12$ ③$25 - 12 = 13$ 3 ①$6 \times 4 = 24$ ②$4 \times 3 = 12$ ③$24 - 12 = 12$ 4 ①$6 \times 6 = 36$ ②$3 \times 5 = 15$ ③$36 - 15 = 21$

258日 リレー計算

線でつながった2マスには同じ数が入ります。マスに答えを書きましょう。

1. $5 - \boxed{} = 3$
   $\boxed{} \times 4 = \boxed{}$

2. $12 - \boxed{} = 6$
   $\boxed{} \times 6 = \boxed{}$

3. $12 - \boxed{} = 10$
   $\boxed{} \times 8 = \boxed{}$

4. $8 + \boxed{} = 26$
   $\boxed{} \div 6 = \boxed{}$

5. $3 + \boxed{} = 20$
   $\boxed{} - 5 = \boxed{}$

6. $4 - 2 = \boxed{}$
   $3 \times \boxed{} = \boxed{}$

7. $7 + 2 = \boxed{}$
   $12 - \boxed{} = \boxed{}$

8. $7 - 6 = \boxed{}$
   $8 + \boxed{} = \boxed{}$

9. $5 \times 2 = \boxed{}$
   $40 \div \boxed{} = \boxed{}$

10. $2 + 4 = \boxed{}$
    $5 + \boxed{} = \boxed{}$

256日の答え ▶ 1 13 2 7 3 3 4 4 5 7 6 7 7 6 8 36 9 10 10 5 11 2 12 1 13 7 14 6 15 11 16 5 17 8 18 12 19 4 20 42

259日 3つの穴あき計算

3つの式の答えが同じになるように、□にあてはまる数を書きましょう。

1. $18 \div 3 = \boxed{①\ } = 4 + \boxed{②\ } = \boxed{③\ } \times 2$

2. $56 \div 8 = \boxed{①\ } = 14 \div \boxed{②\ } = \boxed{③\ } + 4$

3. $4 \times 4 = \boxed{①\ } = 17 - \boxed{②\ } = \boxed{③\ } + 9$

4. $8 \div 2 = \boxed{①\ } = 13 - \boxed{②\ } = \boxed{③\ } + 2$

5. $18 - 3 = \boxed{①\ } = 5 \times \boxed{②\ } = \boxed{③\ } + 7$

6. $16 \div 2 = \boxed{①\ } = 10 - \boxed{②\ } = \boxed{③\ } + 5$

7. $1 \times 9 = \boxed{①\ } = 4 + \boxed{②\ } = \boxed{③\ } + 2$

8. $12 - 2 = \boxed{①\ } = 5 + \boxed{②\ } = \boxed{③\ } + 3$

9. $24 \div 3 = \boxed{①\ } = 2 \times \boxed{②\ } = \boxed{③\ } + 6$

10. $3 + 2 = \boxed{①\ } = 10 \div \boxed{②\ } = \boxed{③\ } + 1$

257日の答え
1. 12 2. 12 3. 8 4. 22 5. 9 6. 54 7. 56 8. 2 9. 26 10. 13
11. 3 12. 5 13. 9 14. 15 15. 15 16. 49 17. 14 18. 2 19. 9 20. 19

260日 マスの数

マスの数をエリアごとに計算して、マスの数の合計を出しましょう。

1.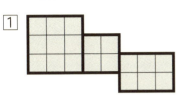

___ × ___ = (　　　) 個
　　　　　　　　　+
___ × ___ = (　　　) 個
　　　　　　　　　+
___ × ___ = (　　　) 個
　　　　　　　　　=
●マスの数の合計 □ 個

2.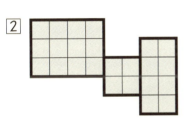

___ × ___ = (　　　) 個
　　　　　　　　　+
___ × ___ = (　　　) 個
　　　　　　　　　+
___ × ___ = (　　　) 個
　　　　　　　　　=
●マスの数の合計 □ 個

3.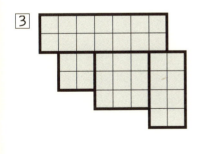

___ × ___ = (　　　) 個
　　　　　　　　　+
___ × ___ = (　　　) 個
　　　　　　　　　+
___ × ___ = (　　　) 個
　　　　　　　　　+
___ × ___ = (　　　) 個
　　　　　　　　　=
●マスの数の合計 □ 個

258日の答え ▶ ① 2、8　② 6、36　③ 2、16　④ 18、3　⑤ 17、12　⑥ 2、6　⑦ 9、3　⑧ 1、9　⑨ 10、4　⑩ 6、11

261日 2つの数の計算

次の計算をしましょう。

1. $1 + 1 =$
2. $27 \div 9 =$
3. $6 \times 5 =$
4. $12 + 1 =$
5. $3 + 3 =$
6. $72 \div 9 =$
7. $6 \times 2 =$
8. $9 - 2 =$
9. $4 \times 5 =$
10. $63 \div 7 =$
11. $5 + 9 =$
12. $14 - 8 =$
13. $8 - 7 =$
14. $32 \div 4 =$
15. $3 \times 8 =$
16. $12 - 2 =$
17. $7 \times 5 =$
18. $6 + 8 =$
19. $11 - 8 =$
20. $24 \div 4 =$

259日の答え ▶ ① ❶6 ❷6 ❸3 ② ❶7 ❷6 ❸3 ③ ❶16 ❷1 ❸7 ④ ❶4 ❷9 ❸2 ⑤ ❶15 ❷3 ❸8 ⑥ ❶8 ❷2 ❸3 ⑦ ❶9 ❷5 ❸7 ⑧ ❶10 ❷5 ❸7 ⑨ ❶8 ❷4 ❸2 ⑩ ❶5 ❷2 ❸4

262日 3つの穴あき計算

3つの式の答えが同じになるように、□にあてはまる数を書きましょう。

1. $8 \div 2 = \boxed{4} = 2 \times \boxed{2} = \boxed{3} + 1$
2. $3 \times 3 = \boxed{9} = 10 - \boxed{1} = \boxed{5} + 4$
3. $15 - 4 = \boxed{11} = 5 + \boxed{6} = \boxed{4} + 7$
4. $15 + 5 = \boxed{20} = 10 + \boxed{10} = \boxed{17} + 3$
5. $10 - 3 = \boxed{7} = 11 - \boxed{4} = \boxed{1} + 6$
6. $2 \times 3 = \boxed{6} = 18 \div \boxed{3} = \boxed{9} - 3$
7. $7 + 8 = \boxed{15} = 17 - \boxed{2} = \boxed{3} \times 5$
8. $3 \times 4 = \boxed{12} = 14 - \boxed{2} = \boxed{9} + 3$
9. $5 + 4 = \boxed{9} = 18 \div \boxed{2} = \boxed{1} + 8$
10. $20 \div 2 = \boxed{10} = 16 - \boxed{6} = \boxed{5} + 5$

260日の答え ▶ 1 3×3＝9、2×2＝4、2×3＝6、19　2 3×4＝12、2×2＝4、4×2＝8、24　3 2×7＝14、2×2＝4、3×3＝9、4×2＝8、35

第263日 3つの数の計算

次の計算をしましょう。

1. $4 + 2 + 9 =$
2. $7 + 5 - 4 =$
3. $16 - 6 - 6 =$
4. $11 + 3 + 8 =$
5. $3 + 5 - 7 =$
6. $14 + 2 + 3 =$
7. $9 + 8 - 5 =$
8. $5 - 2 + 4 =$
9. $22 + 3 + 2 =$
10. $6 + 7 - 3 =$
11. $17 - 9 - 7 =$
12. $8 - 5 + 1 =$
13. $25 - 6 - 2 =$
14. $7 + 7 - 8 =$
15. $6 + 3 - 1 =$
16. $5 + 8 - 7 =$
17. $9 + 4 - 2 =$
18. $13 + 6 + 6 =$
19. $11 - 8 + 3 =$
20. $9 - 1 - 3 =$

261日の答え ① 2 ② 3 ③ 30 ④ 13 ⑤ 6 ⑥ 8 ⑦ 12 ⑧ 7 ⑨ 20 ⑩ 9 ⑪ 14 ⑫ 6 ⑬ 1 ⑭ 8 ⑮ 24 ⑯ 10 ⑰ 35 ⑱ 14 ⑲ 3 ⑳ 6

264日 リレー計算

線でつながった2マスには同じ数が入ります。マスに答えを書きましょう。

① 23 − ☐ = 12
　☐ + 4 = ☐

② 11 − ☐ = 9
　☐ × 9 = ☐

③ 5 + ☐ = 9
　☐ ÷ 2 = ☐

④ 10 − ☐ = 2
　☐ × 4 = ☐

⑤ 14 + ☐ = 20
　☐ − 5 = ☐

⑥ 1 + 4 = ☐
　☐ × 6 = ☐

⑦ 20 − 2 = ☐
　☐ − 2 = ☐

⑧ 6 + 5 = ☐
　☐ + 9 = ☐

⑨ 6 × 3 = ☐
　☐ ÷ 2 = ☐

⑩ 8 + 7 = ☐
　☐ ÷ 3 = ☐

262日の答え▶ ①❶4 ❷2 ❸3　②❶9 ❷1 ❸5　③❶11 ❷6 ❸4　④❶20 ❷10 ❸17　⑤❶7 ❷4 ❸1　⑥❶6 ❷3 ❸9　⑦❶15 ❷3　⑧❶12 ❷2 ❸9　⑨❶9 ❷3 ❸1　⑩❶10 ❷6 ❸5

265日 ツリーたし算

線でつながったマスどうしをたし算して、□に答えを書きましょう。

1. 8, 4, 5
【解き方】8+4の答え

2. 3, 3, 9 ... 8

3. 4, 5, 2 ... 7

4. 7, □, □ / 9 / 17

5. □, □, 3 / 8 / 16, □ / 22

6. □, 5, 7 / 5, □ / 18

263日の答え： 1 15 2 8 3 4 4 22 5 1 6 19 7 12 8 7 9 27 10 10 11 1 12 4 13 17 14 6 15 8 16 6 17 11 18 25 19 6 20 5

266日 3つの数の計算

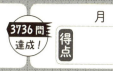

次の計算をしましょう。

1. $10 - 3 + 2 =$
2. $5 + 9 + 3 =$
3. $13 + 7 + 1 =$
4. $13 - 5 - 4 =$
5. $8 + 2 + 6 =$
6. $2 - 1 + 9 =$
7. $1 + 3 - 2 =$
8. $7 + 8 + 5 =$
9. $19 + 6 - 3 =$
10. $8 - 4 + 3 =$
11. $11 + 1 - 7 =$
12. $4 + 6 - 8 =$
13. $6 - 2 + 7 =$
14. $12 + 0 - 6 =$
15. $2 + 9 - 3 =$
16. $16 - 8 - 5 =$
17. $28 - 7 - 9 =$
18. $7 + 7 - 1 =$
19. $2 + 4 + 9 =$
20. $5 + 1 - 4 =$

264日の答え▶ 1 11、15 2 2、18 3 4、2 4 8、32 5 6、1 6 5、30 7 18、16 8 11、20 9 18、9 10 15、5

267日 タテヨコ計算

タテとヨコ、それぞれの計算式を解きましょう。

① 6 × 8 = ❶□
　 ÷ 　 ÷
　 3 + 2 = ❷□
　 =　　 =
　❸□　❹□

⑤ 36 ÷ 6 = ❶□
　 ÷　　 +
　 9 × 6 = ❷□
　 =　　 =
　❸□　❹□

② 8 + 5 = ❶□
　 −　　 ×
　 4 − 2 = ❷□
　 =　　 =
　❸□　❹□

⑥ 7 × 4 = ❶□
　 −　　 ×
　 5 + 3 = ❷□
　 =　　 =
　❸□　❹□

③ 6 − 3 = ❶□
　 +　　 ×
　 9 − 9 = ❷□
　 =　　 =
　❸□　❹□

⑦ 14 − 7 = ❶□
　 +　　 −
　 5 × 4 = ❷□
　 =　　 =
　❸□　❹□

④ 18 − 8 = ❶□
　 ÷　　 ×
　 6 + 4 = ❷□
　 =　　 =
　❸□　❹□

⑧ 9 + 2 = ❶□
　 −　　 +
　 6 × 4 = ❷□
　 =　　 =
　❸□　❹□

265日の答え　① 12、9、21　② 6、12、18、26　③ 7、11、18　④ 2、8　⑤ 8、5、6　⑥ 1、12、13

268日 1つの穴あき計算

□にあてはまる数を書きましょう。

1. □ + 7 = 10
2. 3 × □ = 9
3. □ ÷ 2 = 7
4. 10 × □ = 60
5. 9 + □ = 16
6. □ + 7 = 12
7. □ + 8 = 14
8. 16 − □ = 15
9. □ ÷ 7 = 7
10. □ ÷ 9 = 8
11. 15 + □ = 18
12. □ × 2 = 6
13. 10 − □ = 9
14. 24 ÷ □ = 8
15. □ − 5 = 5
16. 12 + □ = 20
17. □ − 8 = 1
18. 8 − □ = 7
19. □ × 6 = 42
20. 11 − □ = 6

266日の答え▶ 1 9 2 17 3 21 4 4 5 16 6 10 7 2 8 20 9 22 10 7 11 5 12 2 13 11 14 6 15 8 16 3 17 12 18 13 19 15 20 2

269日 2つの数と3つの数の計算

次の計算をしましょう。

1. $21 - 4 - 5 =$
2. $6 \times 3 =$
3. $8 \times 6 =$
4. $5 - 3 + 2 =$
5. $6 + 9 - 1 =$
6. $11 - 7 =$
7. $16 \div 2 =$
8. $24 \div 3 =$
9. $12 - 6 - 2 =$
10. $2 + 5 + 7 =$
11. $9 + 4 - 8 =$
12. $1 + 1 + 5 =$
13. $8 \times 4 =$
14. $3 \times 7 =$
15. $26 - 3 - 9 =$
16. $16 - 6 =$
17. $6 - 4 + 7 =$
18. $27 \div 9 =$
19. $12 + 9 - 1 =$
20. $10 \times 2 =$

267日の答え
1 ❶48 ❷5 ❸2 ❹4 2 ❶13 ❷2 ❸4 ❹10 3 ❶3 ❷0 ❸15 ❹27 4 ❶10 ❷10 ❸3 ❹32 5 ❶6 ❷54 ❸4 ❹12 6 ❶28 ❷8 ❸2 ❹12 7 ❶7 ❷20 ❸19 ❹3 8 ❶11 ❷24 ❸3 ❹6

270日 ご石の数

①ご石全体の数→②白のご石の数→③黒のご石の数の順に計算しましょう。

1　●●●●
　●●○○
　●●○○
　●●○○
　●●○○

① ご石全体 ＿＿ × ＿＿ ＝（　　）個
② 白のご石 ＿＿ × ＿＿ ＝（　　）個
③ 黒のご石 （全体の数）－（白の数）＝ □ 個

2　●●●●●
　●●○○○
　●●○○○
　●●○○○
　●●○○○

① ご石全体 ＿＿ × ＿＿ ＝（　　）個
② 白のご石 ＿＿ × ＿＿ ＝（　　）個
③ 黒のご石 （　　）－（　　）＝ □ 個

3　●●●●●●
　●○○○○●
　●○○○○●
　●○○○○●
　●●●●●●

① ご石全体 ＿＿ × ＿＿ ＝（　　）個
② 白のご石 ＿＿ × ＿＿ ＝（　　）個
③ 黒のご石 （　　）－（　　）＝ □ 個

4　●●●●●●●
　●○○○○○●
　●○○○○○●
　●○○○○○●
　●○○○○○●
　●●●●●●●

① ご石全体 ＿＿ × ＿＿ ＝（　　）個
② 白のご石 ＿＿ × ＿＿ ＝（　　）個
③ 黒のご石 （　　）－（　　）＝ □ 個

268日の答え▶ 1 3　2 3　3 14　4 6　5 7　6 5　7 6　8 1　9 49　10 72　11 3　12 3　13 1　14 3　15 10　16 8　17 9　18 1　19 7　20 5

271日 3つの穴あき計算

3つの式の答えが同じになるように、□にあてはまる数を書きましょう。

1. $4 + 5 =$ ❶□ $= 16 -$ ❷□ $=$ ❸□ $\times 3$

2. $5 \times 2 =$ ❶□ $= 14 -$ ❷□ $=$ ❸□ $+ 8$

3. $20 \div 4 =$ ❶□ $= 8 -$ ❷□ $=$ ❸□ $+ 3$

4. $13 - 6 =$ ❶□ $= 15 -$ ❷□ $=$ ❸□ $+ 4$

5. $8 \div 2 =$ ❶□ $= 13 -$ ❷□ $=$ ❸□ $+ 2$

6. $3 \times 4 =$ ❶□ $= 17 -$ ❷□ $=$ ❸□ $+ 9$

7. $16 \div 8 =$ ❶□ $= 20 \div$ ❷□ $=$ ❸□ $- 7$

8. $14 - 8 =$ ❶□ $= 8 -$ ❷□ $=$ ❸□ $\times 2$

9. $24 \div 3 =$ ❶□ $= 6 +$ ❷□ $=$ ❸□ $+ 4$

10. $11 + 3 =$ ❶□ $= 2 \times$ ❷□ $=$ ❸□ $+ 5$

269日の答え▶ 1 12 2 18 3 48 4 4 5 14 6 4 7 8 8 8 9 4 10 14
11 5 12 7 13 32 14 21 15 14 16 10 17 9 18 3 19 20 20 20

272日 リレー計算

線でつながった2マスには同じ数が入ります。マスに答えを書きましょう。

1. 14 + ☐ = 17
   12 ÷ ☐ = ☐

2. 2 + ☐ = 3
   7 − ☐ = ☐

3. 4 + ☐ = 12
   64 ÷ ☐ = ☐

4. 8 − ☐ = 1
   4 + ☐ = ☐

5. 25 + ☐ = 29
   8 × ☐ = ☐

6. 6 − 1 = ☐
   25 ÷ ☐ = ☐

7. 19 − 2 = ☐
   9 + ☐ = ☐

8. 8 + 1 = ☐
   3 × ☐ = ☐

9. 10 − 6 = ☐
   32 ÷ ☐ = ☐

10. 20 − 9 = ☐
    13 − ☐ = ☐

270日の答え ▶ 1 ①5×4=20 ②4×2=8 ③20−8=12 2 ①5×5=25 ②3×3=9 ③25−9=16 3 ①5×6=30 ②3×5=15 ③30−15=15 4 ①6×6=36 ②4×4=16 ③36−16=20

273日 2つの数と3つの数の計算

次の計算をしましょう。

1. $3 \times 9 =$
2. $4 - 2 + 8 =$
3. $23 + 9 - 7 =$
4. $6 \times 6 =$
5. $40 \div 5 =$
6. $5 - 2 + 3 =$
7. $5 \times 4 =$
8. $2 \times 3 =$
9. $1 + 8 + 4 =$
10. $9 - 2 - 2 =$
11. $17 + 9 - 4 =$
12. $18 \div 6 =$
13. $14 + 8 =$
14. $6 + 7 + 1 =$
15. $14 - 3 + 6 =$
16. $7 \times 7 =$
17. $8 \times 8 =$
18. $7 - 2 =$
19. $16 + 2 + 6 =$
20. $8 - 4 - 2 =$

271日の答え ①❶9❷7❸3 ②❶10❷4❸2 ③❶5❷3❸2 ④❶7❷8❸3 ⑤❶4❷9❸2 ⑥❶12❷5❸3 ⑦❶2❷10❸9 ⑧❶6❷2❸3 ⑨❶8❷2❸4 ⑩❶14❷7❸9

274日 1つの穴あき計算

□にあてはまる数を書きましょう。

1. □ + 4 = 8
2. □ ÷ 5 = 9
3. 6 ÷ □ = 2
4. 7 × □ = 28
5. □ − 4 = 10
6. 7 × □ = 14
7. 16 ÷ □ = 4
8. □ ÷ 2 = 4
9. □ − 5 = 12
10. 22 + □ = 28
11. 9 + □ = 17
12. 56 ÷ □ = 8
13. □ − 5 = 8
14. □ ÷ 9 = 2
15. 8 × □ = 32
16. 2 + □ = 9
17. □ ÷ 3 = 5
18. 17 + □ = 20
19. □ − 7 = 5
20. 4 + □ = 5

272日の答え▶ 1 3、4 2 1、6 3 8、8 4 7、11 5 4、32 6 5、5 7 17、26 8 9、27 9 4、8 10 11、2

275日 マスの数 /13

マスの数をエリアごとに計算して、マスの数の合計を出しましょう。

1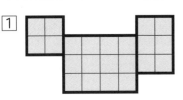

____ × ____ = (　　) 個
　　　　　　　＋
____ × ____ = (　　) 個
　　　　　　　＋
____ × ____ = (　　) 個
　　　　　　　＝
●マスの数の合計 □ 個

2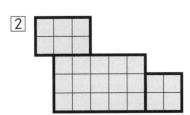

____ × ____ = (　　) 個
　　　　　　　＋
____ × ____ = (　　) 個
　　　　　　　＋
____ × ____ = (　　) 個
　　　　　　　＝
●マスの数の合計 □ 個

3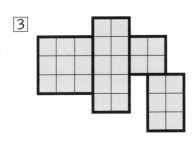

____ × ____ = (　　) 個
　　　　　　　＋
____ × ____ = (　　) 個
　　　　　　　＋
____ × ____ = (　　) 個
　　　　　　　＋
____ × ____ = (　　) 個
　　　　　　　＝
●マスの数の合計 □ 個

273日の答え ▶ 1 27　2 10　3 25　4 36　5 8　6 6　7 20　8 6　9 13　10 5　11 22　12 3　13 22　14 14　15 17　16 49　17 64　18 5　19 24　20 2

276日 タテヨコ計算

3859問達成！　得点 ／32　月　日

タテとヨコ、それぞれの計算式を解きましょう。

① 3 ＋ 7 ＝ ❶□
　×　　－
　6 × 5 ＝ ❷□
　＝　　＝
　❸□　❹□

⑤ 7 × 3 ＝ ❶□
　×　　＋
　4 ÷ 1 ＝ ❷□
　＝　　＝
　❸□　❹□

② 8 － 4 ＝ ❶□
　＋　　×
　5 ＋ 2 ＝ ❷□
　＝　　＝
　❸□　❹□

⑥ 14 ÷ 7 ＝ ❶□
　＋　　－
　8 － 3 ＝ ❷□
　＝　　＝
　❸□　❹□

③ 11 ＋ 6 ＝ ❶□
　－　　÷
　9 － 2 ＝ ❷□
　＝　　＝
　❸□　❹□

⑦ 18 ＋ 6 ＝ ❶□
　－　　＋
　9 × 3 ＝ ❷□
　＝　　＝
　❸□　❹□

④ 9 × 7 ＝ ❶□
　÷　　＋
　3 － 1 ＝ ❷□
　＝　　＝
　❸□　❹□

⑧ 12 ÷ 3 ＝ ❶□
　－　　－
　9 × 2 ＝ ❷□
　＝　　＝
　❸□　❹□

274日の答え ①4 ②45 ③3 ④4 ⑤14 ⑥2 ⑦4 ⑧8 ⑨17 ⑩6 ⑪8 ⑫7 ⑬13 ⑭18 ⑮4 ⑯7 ⑰15 ⑱3 ⑲12 ⑳1

277日 2つの数の計算

次の計算をしましょう。

1. $5 + 5 =$
2. $2 + 8 =$
3. $11 - 9 =$
4. $54 \div 6 =$
5. $4 \times 9 =$
6. $40 \div 5 =$
7. $19 + 2 =$
8. $8 \times 8 =$
9. $3 \div 3 =$
10. $16 \div 2 =$
11. $5 - 2 =$
12. $3 + 3 =$
13. $7 - 3 =$
14. $6 + 6 =$
15. $16 + 2 =$
16. $10 \div 2 =$
17. $32 \div 4 =$
18. $6 - 2 =$
19. $13 - 9 =$
20. $9 - 2 =$

275日の答え ▶ 1 $2 \times 2 = 4$、$3 \times 4 = 12$、$3 \times 2 = 6$、22 2 $2 \times 3 = 6$、$3 \times 5 = 15$、$2 \times 2 = 4$、25 3 $3 \times 3 = 9$、$5 \times 2 = 10$、$2 \times 2 = 4$、$3 \times 2 = 6$、29

278日 1つの穴あき計算

□にあてはまる数を書きましょう。

1. □ × 9 = 63
2. 14 + □ = 27
3. □ ÷ 6 = 6
4. 7 × □ = 42
5. 12 ÷ □ = 3
6. 1 + □ = 9
7. □ − 1 = 1
8. □ × 9 = 81
9. □ − 1 = 4
10. □ ÷ 7 = 4
11. 18 ÷ □ = 3
12. 4 − □ = 2
13. □ − 4 = 15
14. □ × 5 = 30
15. 16 ÷ □ = 4
16. □ + 2 = 15
17. □ ÷ 5 = 7
18. □ ÷ 9 = 2
19. 8 × □ = 56
20. 20 − □ = 1

276日の答え
1 ❶10 ❷30 ❸18 ❹2 2 ❶4 ❷7 ❸13 ❹8 3 ❶17 ❷7 ❸2 ❹3 4 ❶63 ❷3 ❸4 ❹8 5 ❶21 ❷4 ❸28 ❹4 6 ❶2 ❷5 ❸22 ❹4 7 ❶24 ❷27 ❸9 ❹9 8 ❶4 ❷18 ❸3 ❹1

279日 3つの数の計算

次の計算をしましょう。

① $6 + 5 - 2 =$
② $4 + 9 + 3 =$
③ $3 + 6 - 8 =$
④ $22 + 1 + 4 =$
⑤ $12 - 8 - 1 =$
⑥ $9 - 2 + 4 =$
⑦ $14 - 3 - 7 =$
⑧ $7 + 4 - 6 =$
⑨ $1 + 8 - 1 =$
⑩ $15 + 7 + 2 =$
⑪ $9 + 5 - 7 =$
⑫ $10 - 6 + 9 =$
⑬ $4 + 2 + 8 =$
⑭ $13 - 9 - 2 =$
⑮ $8 - 1 - 3 =$
⑯ $6 + 2 - 5 =$
⑰ $25 - 9 + 3 =$
⑱ $7 + 2 + 6 =$
⑲ $11 - 3 - 7 =$
⑳ $13 - 1 + 9 =$

277日の答え ▶ ① 10 ② 10 ③ 2 ④ 9 ⑤ 36 ⑥ 8 ⑦ 21 ⑧ 64 ⑨ 1 ⑩ 8 ⑪ 3 ⑫ 6 ⑬ 4 ⑭ 12 ⑮ 18 ⑯ 5 ⑰ 8 ⑱ 4 ⑲ 4 ⑳ 7

280日 ツリーたし算

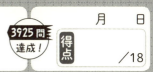

3925問達成！ 得点 /18　月　日

線でつながったマスどうしをたし算して、□に答えを書きましょう。

① [8] [6] [11]
　└─┬─┘　│
　　[　] │
【解き方】8＋6の答え
　　　└──┬──┘
　　　　[　]

② [8] [5] [2]
　└┬┘└┬┘
　[　] [　]
　　└┬┘
[6] [　]
　└┬┘
　[　]

③ [4] [2] [9]
　└┬┘└┬┘
　　　 [　]
　　└──┬──┘
[8] [　]
　└┬┘
　[　]

④ [7] [3] [　]
　　　 └┬┘
　　　[11]
　└──┬──┘
　　[　]

⑤ [　] [5] [7]
　└┬┘└┬┘
　[7] [　]
　　└┬┘
　 [　]
　　│
　[24]

⑥ [　] [4] [2]
　└┬┘
　[　]
　　│
　[　] [7]
　　└┬┘
　　[17]

278日の答え▶ ①7 ②13 ③36 ④6 ⑤4 ⑥8 ⑦2 ⑧9 ⑨5 ⑩28 ⑪6 ⑫2 ⑬19 ⑭6 ⑮4 ⑯13 ⑰35 ⑱18 ⑲7 ⑳19

281日 1つの穴あき計算

□にあてはまる数を書きましょう。

1. □ × 5 = 20
2. 30 ÷ □ = 6
3. □ + 4 = 16
4. 17 − □ = 9
5. 81 ÷ □ = 9
6. 19 + □ = 20
7. □ ÷ 3 = 3
8. □ + 8 = 15
9. 8 × □ = 48
10. □ − 6 = 3
11. □ ÷ 5 = 2
12. 32 ÷ □ = 8
13. 70 ÷ □ = 10
14. □ × 4 = 8
15. 8 − □ = 5
16. □ × 3 = 27
17. 9 − □ = 7
18. 6 + □ = 8
19. □ × 9 = 54
20. □ ÷ 4 = 4

279日の答え ▶ 1 9　2 16　3 1　4 27　5 3　6 11　7 4　8 5　9 8　10 24　11 7　12 13　13 14　14 2　15 4　16 3　17 19　18 15　19 1　20 21

282日 2つの数と3つの数の計算

次の計算をしましょう。

1. $3 + 1 =$
2. $10 + 3 + 6 =$
3. $9 + 1 - 5 =$
4. $18 - 5 - 3 =$
5. $9 \times 4 =$
6. $26 - 8 =$
7. $3 \times 4 =$
8. $1 + 1 + 3 =$
9. $6 + 1 =$
10. $72 \div 9 =$
11. $4 + 8 - 7 =$
12. $8 + 1 + 1 =$
13. $13 + 4 + 8 =$
14. $20 \times 2 =$
15. $28 \div 7 =$
16. $13 - 9 + 8 =$
17. $24 \div 3 =$
18. $14 + 7 - 1 =$
19. $4 \times 6 =$
20. $2 + 3 + 2 =$

280日の答え▶ 1 14、25 2 13、7、20、26 3 11、15、23
4 8、18 5 2、12、5、19 6 4、8、10

283日 リレー計算

線でつながった2マスには同じ数が入ります。マスに答えを書きましょう。

① 8 ÷ ☐ = 2
　 ☐ × 4 = ☐

② 6 × ☐ = 30
　 ☐ − 5 = ☐

③ 12 − ☐ = 3
　 ☐ ÷ 3 = ☐

④ 1 + ☐ = 6
　 ☐ + 4 = ☐

⑤ 16 + ☐ = 23
　 ☐ − 3 = ☐

⑥ 6 − 1 = ☐
　 ☐ × 8 = ☐

⑦ 9 + 7 = ☐
　 ☐ ÷ 8 = ☐

⑧ 19 + 9 = ☐
　 ☐ ÷ 7 = ☐

⑨ 5 − 4 = ☐
　 ☐ + 7 = ☐

⑩ 17 − 7 = ☐
　 ☐ × 3 = ☐

281日の答え ①4 ②5 ③12 ④8 ⑤9 ⑥1 ⑦9 ⑧7 ⑨6 ⑩9 ⑪10 ⑫4 ⑬7 ⑭2 ⑮3 ⑯9 ⑰2 ⑱2 ⑲6 ⑳16

284日 3つの数の計算

次の計算をしましょう。

1. $18 - 5 + 9 =$
2. $1 + 6 - 3 =$
3. $12 - 8 - 1 =$
4. $6 + 1 + 6 =$
5. $9 - 3 - 2 =$
6. $15 + 4 + 5 =$
7. $27 - 2 - 4 =$
8. $12 + 2 + 3 =$
9. $4 + 8 + 4 =$
10. $5 + 7 - 6 =$
11. $8 - 7 + 3 =$
12. $11 - 4 - 2 =$
13. $14 - 5 - 7 =$
14. $9 - 7 + 8 =$
15. $8 + 9 + 2 =$
16. $2 + 1 + 1 =$
17. $10 - 4 + 8 =$
18. $23 - 4 + 5 =$
19. $17 - 6 + 9 =$
20. $3 + 5 + 2 =$

282日の答え▶ 1 4 2 19 3 5 4 10 5 36 6 18 7 12 8 5 9 7 10 8 11 5 12 10 13 25 14 40 15 4 16 12 17 8 18 20 19 24 20 7

285日 ご石の数

①ご石全体の数→②白のご石の数→③黒のご石の数の順に計算しましょう。

① ●●●●
　●○○○
　●○○○
　●○○○
　●●●●

①ご石全体　___ × ___ = (　　　)個

②白のご石　___ × ___ = (　　　)個

③黒のご石　(全体の数) − (白の数) = □個

② ●●●●●
　●○○○●
　●○○○●
　●○○○●
　●●●●●

①ご石全体　___ × ___ = (　　　)個

②白のご石　___ × ___ = (　　　)個

③黒のご石　(全体の数) − (白の数) = □個

③ ●●○○
　●●○○
　●●●○
　●●●●
　●●●●

①ご石全体　___ × ___ = (　　　)個

②白のご石　___ × ___ = (　　　)個

③黒のご石　(全体の数) − (白の数) = □個

④ ○○○○○●
　○○○○○●
　○○○○○●
　●●●●●●
　●●●●●●
　●●●●●●

①ご石全体　___ × ___ = (　　　)個

②白のご石　___ × ___ = (　　　)個

③黒のご石　(全体の数) − (白の数) = □個

283日の答え　① 4、16　② 5、0　③ 9、3　④ 5、9　⑤ 7、4
　　　　　　⑥ 5、40　⑦ 16、2　⑧ 28、4　⑨ 1、8　⑩ 10、30

286日 1つの穴あき計算

□にあてはまる数を書きましょう。

1. □ ÷ 5 = 1
2. □ × 9 = 63
3. 20 − □ = 15
4. □ ÷ 8 = 3
5. 5 × □ = 30
6. □ × 3 = 12
7. 8 + □ = 10
8. □ − 1 = 4
9. 12 + □ = 21
10. 6 × □ = 12
11. □ × 4 = 36
12. □ ÷ 2 = 20
13. 3 − □ = 1
14. 16 + □ = 19
15. 4 + □ = 6
16. □ − 1 = 9
17. □ × 4 = 16
18. 15 − □ = 6
19. □ − 1 = 16
20. 5 + □ = 8

284日の答え 1 22 2 4 3 3 4 13 5 4 6 24 7 21 8 17 9 16 10 6
11 4 12 5 13 2 14 10 15 19 16 4 17 14 18 24 19 20 20 10

287日 3つの数の計算

次の計算をしましょう。

1. $8 - 6 + 5 =$
2. $11 - 8 + 3 =$
3. $10 - 4 - 2 =$
4. $27 - 9 + 6 =$
5. $8 + 1 - 6 =$
6. $13 + 6 - 8 =$
7. $3 + 9 - 7 =$
8. $6 - 4 + 9 =$
9. $24 + 1 - 1 =$
10. $6 + 2 - 5 =$
11. $2 - 1 + 6 =$
12. $11 + 3 + 9 =$
13. $14 - 5 - 7 =$
14. $9 - 7 + 7 =$
15. $12 - 9 - 3 =$
16. $2 + 7 - 4 =$
17. $5 - 2 + 4 =$
18. $18 - 3 - 7 =$
19. $9 - 8 + 3 =$
20. $15 + 6 - 1 =$

285日の答え ▶ 1 ①5×4=20 ②2×3=6 ③20−6=14 2 ①5×5=25 ②3×3=9 ③25−9=16 3 ①6×4=24 ②4×2=8 ③24−8=16 4 ①6×6=36 ②3×5=15 ③36−15=21

288日 リレー計算

線でつながった2マスには同じ数が入ります。マスに答えを書きましょう。

1. $10 + \boxed{} = 12$
   $\boxed{} \times 5 = \boxed{}$

2. $14 + \boxed{} = 29$
   $\boxed{} + 7 = \boxed{}$

3. $1 + \boxed{} = 5$
   $\boxed{} + 6 = \boxed{}$

4. $26 - \boxed{} = 8$
   $\boxed{} \div 9 = \boxed{}$

5. $10 - \boxed{} = 1$
   $\boxed{} \div 3 = \boxed{}$

6. $7 - 3 = \boxed{}$
   $2 \times \boxed{} = \boxed{}$

7. $18 - 8 = \boxed{}$
   $40 \div \boxed{} = \boxed{}$

8. $7 - 1 = \boxed{}$
   $8 - \boxed{} = \boxed{}$

9. $17 - 5 = \boxed{}$
   $20 - \boxed{} = \boxed{}$

10. $9 - 6 = \boxed{}$
    $21 \div \boxed{} = \boxed{}$

286日の答え ▶ ①5 ②7 ③5 ④24 ⑤6 ⑥4 ⑦2 ⑧5 ⑨9 ⑩2 ⑪9 ⑫40 ⑬2 ⑭3 ⑮2 ⑯10 ⑰4 ⑱9 ⑲17 ⑳3

289日 2つの数の計算

次の計算をしましょう。

1. $20 - 8 =$
2. $24 \div 3 =$
3. $7 \times 6 =$
4. $16 \div 8 =$
5. $9 \times 4 =$
6. $2 - 2 =$
7. $13 - 3 =$
8. $18 \div 6 =$
9. $7 - 4 =$
10. $25 \div 5 =$
11. $4 \times 3 =$
12. $7 + 9 =$
13. $48 \div 8 =$
14. $9 \times 6 =$
15. $9 - 1 =$
16. $72 \div 9 =$
17. $7 + 3 =$
18. $11 + 2 =$
19. $26 - 5 =$
20. $40 \div 5 =$

287日の答え：
1. 7　2. 6　3. 4　4. 24　5. 3　6. 11　7. 5　8. 11　9. 24　10. 3
11. 7　12. 23　13. 2　14. 9　15. 0　16. 5　17. 7　18. 8　19. 4　20. 20

290日 マスの数

マスの数をエリアごとに計算して、マスの数の合計を出しましょう。

1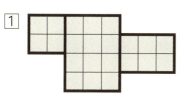

___ × ___ = ( )個
　　　　　　　　　　+
___ × ___ = ( )個
　　　　　　　　　　+
___ × ___ = ( )個
　　　　　　　　　　=
●マスの数の合計 □ 個

2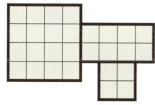

___ × ___ = ( )個
　　　　　　　　　　+
___ × ___ = ( )個
　　　　　　　　　　+
___ × ___ = ( )個
　　　　　　　　　　=
●マスの数の合計 □ 個

3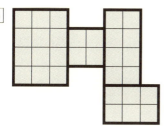

___ × ___ = ( )個
　　　　　　　　　　+
___ × ___ = ( )個
　　　　　　　　　　+
___ × ___ = ( )個
　　　　　　　　　　+
___ × ___ = ( )個
　　　　　　　　　　=
●マスの数の合計 □ 個

288日の答え ▶ 1 2、10　2 15、22　3 4、10　4 18、2　5 9、3　6 4、8　7 10、4　8 6、2　9 12、8　10 3、7

291日 3つの数の計算

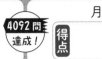

次の計算をしましょう。

1. $3 + 1 - 2 =$
2. $9 - 2 + 5 =$
3. $5 + 5 - 1 =$
4. $8 + 3 + 3 =$
5. $2 + 4 + 6 =$
6. $6 + 8 + 8 =$
7. $4 - 2 - 1 =$
8. $11 - 5 - 4 =$
9. $8 + 1 + 9 =$
10. $2 + 7 - 4 =$
11. $14 - 1 + 9 =$
12. $10 + 6 + 5 =$
13. $7 - 4 + 2 =$
14. $12 - 9 + 6 =$
15. $5 + 9 + 7 =$
16. $21 + 5 - 3 =$
17. $6 - 4 + 2 =$
18. $9 - 5 + 1 =$
19. $3 + 8 - 3 =$
20. $7 - 5 + 6 =$

289日の答え ①12 ②8 ③42 ④2 ⑤36 ⑥0 ⑦10 ⑧3 ⑨3 ⑩5 ⑪12 ⑫16 ⑬6 ⑭54 ⑮8 ⑯8 ⑰10 ⑱13 ⑲21 ⑳8

292日 3つの穴あき計算

3つの式の答えが同じになるように、□にあてはまる数を書きましょう。

1. $18 \div 6 = \boxed{} = 14 - \boxed{} = \boxed{} + 1$

2. $11 - 7 = \boxed{} = 2 \times \boxed{} = \boxed{} - 3$

3. $1 \times 7 = \boxed{} = 13 - \boxed{} = \boxed{} + 6$

4. $15 - 7 = \boxed{} = 2 \times \boxed{} = \boxed{} + 5$

5. $12 - 3 = \boxed{} = 16 - \boxed{} = \boxed{} + 8$

6. $15 - 9 = \boxed{} = 2 \times \boxed{} = \boxed{} + 4$

7. $18 \div 2 = \boxed{} = 3 \times \boxed{} = \boxed{} + 2$

8. $15 \div 5 = \boxed{} = 4 - \boxed{} = \boxed{} - 5$

9. $21 \div 3 = \boxed{} = 14 \div \boxed{} = \boxed{} + 4$

10. $2 \times 6 = \boxed{} = 4 + \boxed{} = \boxed{} \times 3$

290日の答え ①2×2=4、4×3=12、2×3=6、22 ②4×4=16、2×4=8、2×2=4、28 ③4×3=12、2×2=4、4×2=8、2×3=6、30

293日 2つの数の計算

次の計算をしましょう。

1. $45 \div 9 =$
2. $7 + 1 =$
3. $22 + 6 =$
4. $9 - 4 =$
5. $4 \times 5 =$
6. $15 - 1 =$
7. $54 \div 6 =$
8. $14 \div 7 =$
9. $13 + 7 =$
10. $6 \times 6 =$
11. $11 - 2 =$
12. $21 \div 3 =$
13. $15 \div 5 =$
14. $7 \times 7 =$
15. $5 \times 9 =$
16. $2 + 3 =$
17. $13 - 6 =$
18. $24 \div 8 =$
19. $2 \times 8 =$
20. $15 - 2 =$

291日の答え ▶ ①2 ②12 ③9 ④14 ⑤12 ⑥22 ⑦1 ⑧2 ⑨18 ⑩5 ⑪22 ⑫21 ⑬5 ⑭9 ⑮21 ⑯23 ⑰4 ⑱5 ⑲8 ⑳8

294日 タテヨコ計算

タテとヨコ、それぞれの計算式を解きましょう。

① 4 × 9 = ❶□
　－　　÷
　2 × 3 = ❷□
　‖　　‖
❸□　❹□

⑤ 11 ＋ 3 = ❶□
　－　　＋
　3 × 9 = ❷□
　‖　　‖
❸□　❹□

② 5 × 6 = ❶□
　＋　　÷
　8 － 2 = ❷□
　‖　　‖
❸□　❹□

⑥ 7 ＋ 4 = ❶□
　×　　＋
　8 － 6 = ❷□
　‖　　‖
❸□　❹□

③ 12 － 5 = ❶□
　÷　　＋
　4 － 3 = ❷□
　‖　　‖
❸□　❹□

⑦ 3 × 6 = ❶□
　＋　　＋
　4 ＋ 8 = ❷□
　‖　　‖
❸□　❹□

④ 9 ＋ 8 = ❶□
　－　　×
　2 × 6 = ❷□
　‖　　‖
❸□　❹□

⑧ 6 ÷ 6 = ❶□
　＋　　＋
　6 － 3 = ❷□
　‖　　‖
❸□　❹□

292日の答え▶ ① ❶3 ❷11 ❸2 ② ❶4 ❷2 ❸7 ③ ❶7 ❷6 ❸1 ④ ❶8 ❷4 ❸3 ⑤ ❶9 ❷7 ❸1 ⑥ ❶6 ❷3 ❸2 ⑦ ❶9 ❷3 ❸7 ⑧ ❶3 ❷1 ❸8 ⑨ ❶7 ❷3 ❸3 ⑩ ❶12 ❷8 ❸4

295日 ツリーたし算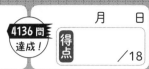

線でつながったマスどうしをたし算して、□に答えを書きましょう。

1. 7　4　6
【解き方】7＋4の答え

2. 1　6　5　　…　7

3. 15　4　3　　…　6

4. 8　6　　…　17

5. □　5　　13　　5　□　　20

6. 3　□　□　　9　　□　14　　21

293日の答え ① 5 ② 8 ③ 28 ④ 5 ⑤ 20 ⑥ 14 ⑦ 9 ⑧ 2 ⑨ 20 ⑩ 36 ⑪ 9 ⑫ 7 ⑬ 3 ⑭ 49 ⑮ 45 ⑯ 5 ⑰ 7 ⑱ 3 ⑲ 16 ⑳ 13

296日 2つの数と3つの数の計算

次の計算をしましょう。

1. $8 - 2 - 5 =$
2. $7 + 7 + 7 =$
3. $6 \times 9 =$
4. $4 \times 8 =$
5. $13 - 6 + 4 =$
6. $42 \div 6 =$
7. $2 \times 7 =$
8. $19 - 2 + 8 =$
9. $8 \times 9 =$
10. $56 \div 7 =$
11. $1 + 2 + 6 =$
12. $8 + 6 - 9 =$
13. $26 - 5 + 7 =$
14. $11 - 2 - 1 =$
15. $20 \div 4 =$
16. $45 \div 9 =$
17. $5 \times 7 =$
18. $1 + 9 + 2 =$
19. $13 - 7 + 3 =$
20. $3 + 8 - 4 =$

294日の答え
① ❶36 ❷6 ❸2 ❹3 ② ❶30 ❷6 ❸13 ❹3 ③ ❶7 ❷1 ❸3 ❹8 ④ ❶17 ❷12 ❸7 ❹48 ⑤ ❶14 ❷27 ❸8 ❹12 ⑥ ❶11 ❷2 ❸56 ❹10 ⑦ ❶18 ❷12 ❸7 ❹14 ⑧ ❶1 ❷3 ❸12 ❹9

297日 1つの穴あき計算

□にあてはまる数を書きましょう。

1. $20 ÷ \boxed{} = 4$
2. $8 - \boxed{} = 6$
3. $\boxed{} × 6 = 24$
4. $\boxed{} + 3 = 9$
5. $\boxed{} + 8 = 9$
6. $16 ÷ \boxed{} = 4$
7. $60 ÷ \boxed{} = 30$
8. $\boxed{} × 7 = 14$
9. $10 ÷ \boxed{} = 5$
10. $18 + \boxed{} = 23$
11. $9 × \boxed{} = 36$
12. $\boxed{} + 1 = 12$
13. $19 - \boxed{} = 3$
14. $\boxed{} + 7 = 13$
15. $9 ÷ \boxed{} = 3$
16. $6 × \boxed{} = 48$
17. $\boxed{} + 9 = 13$
18. $25 ÷ \boxed{} = 5$
19. $3 × \boxed{} = 24$
20. $\boxed{} - 8 = 7$

295日の答え ▶ 1 11、10、21 2 7、11、18、25 3 7、22、28 4 3、14 5 8、2、15 6 6、5、7

298日 3つの数の計算

月　日
得点　／20

次の計算をしましょう。

1. 13 − 4 + 1 =
2. 1 + 9 − 4 =
3. 14 − 6 + 5 =
4. 5 + 8 + 2 =
5. 28 − 6 − 1 =
6. 7 − 3 − 3 =
7. 19 − 5 + 7 =
8. 2 + 9 + 2 =
9. 3 + 4 − 1 =
10. 4 + 7 + 6 =
11. 6 + 1 − 4 =
12. 12 − 7 + 6 =
13. 2 + 4 − 3 =
14. 3 + 9 − 5 =
15. 7 − 5 + 4 =
16. 22 − 7 + 6 =
17. 1 + 9 − 9 =
18. 10 + 6 − 5 =
19. 4 + 3 − 2 =
20. 11 − 1 + 9 =

296日の答え ▶ ①1 ②21 ③54 ④32 ⑤11 ⑥7 ⑦14 ⑧25 ⑨72 ⑩8 ⑪9 ⑫5 ⑬28 ⑭8 ⑮5 ⑯5 ⑰35 ⑱12 ⑲9 ⑳7

299日 リレー計算

線でつながった2マスには同じ数が入ります。マスに答えを書きましょう。

1. $8 + \boxed{} = 13$
   $\boxed{} + 2 = \boxed{}$

2. $17 - \boxed{} = 1$
   $\boxed{} \div 2 = \boxed{}$

3. $4 - \boxed{} = 1$
   $\boxed{} - 3 = \boxed{}$

4. $8 - \boxed{} = 1$
   $\boxed{} \times 3 = \boxed{}$

5. $22 - \boxed{} = 11$
   $\boxed{} + 8 = \boxed{}$

6. $9 - 4 = \boxed{}$
   $25 \div \boxed{} = \boxed{}$

7. $7 - 3 = \boxed{}$
   $18 + \boxed{} = \boxed{}$

8. $6 - 2 = \boxed{}$
   $4 \times \boxed{} = \boxed{}$

9. $3 + 3 = \boxed{}$
   $2 \times \boxed{} = \boxed{}$

10. $14 + 6 = \boxed{}$
    $40 \div \boxed{} = \boxed{}$

297日の答え ▶ ①5 ②2 ③4 ④6 ⑤1 ⑥4 ⑦2 ⑧2 ⑨2 ⑩5 ⑪4 ⑫11 ⑬16 ⑭6 ⑮3 ⑯8 ⑰4 ⑱5 ⑲8 ⑳15

300日 ご石の数

①ご石全体の数→②白のご石の数→③黒のご石の数の順に計算しましょう。

① ご石全体　___ × ___ =（　）個
② 白のご石　___ × ___ =（　）個
③ 黒のご石　（全体の数）−（白の数）=□ 個

① ご石全体　___ × ___ =（　）個
② 白のご石　___ × ___ =（　）個
③ 黒のご石　（全体の数）−（白の数）=□ 個

① ご石全体　___ × ___ =（　）個
② 白のご石　___ × ___ =（　）個
③ 黒のご石　（全体の数）−（白の数）=□ 個

① ご石全体　___ × ___ =（　）個
② 白のご石　___ × ___ =（　）個
③ 黒のご石　（全体の数）−（白の数）=□ 個

298日の答え▶ ①10 ②6 ③13 ④15 ⑤21 ⑥1 ⑦21 ⑧13 ⑨6 ⑩17 ⑪3 ⑫11 ⑬3 ⑭7 ⑮6 ⑯21 ⑰1 ⑱11 ⑲5 ⑳19

301日 3つの穴あき計算

月　日
得点　／30

3つの式の答えが同じになるように、□にあてはまる数を書きましょう。

① $8 + 7 =$ ❶□ $= 3 ×$ ❷□ $=$ ❸□ $+ 6$

② $13 - 9 =$ ❶□ $= 12 ÷$ ❷□ $=$ ❸□ $+ 1$

③ $7 + 7 =$ ❶□ $= 2 ×$ ❷□ $=$ ❸□ $+ 6$

④ $4 × 2 =$ ❶□ $= 16 ÷$ ❷□ $=$ ❸□ $+ 5$

⑤ $18 ÷ 9 =$ ❶□ $= 12 ÷$ ❷□ $=$ ❸□ $- 4$

⑥ $3 × 3 =$ ❶□ $= 17 -$ ❷□ $=$ ❸□ $+ 7$

⑦ $13 - 5 =$ ❶□ $= 24 ÷$ ❷□ $=$ ❸□ $+ 4$

⑧ $21 ÷ 3 =$ ❶□ $= 6 +$ ❷□ $=$ ❸□ $+ 2$

⑨ $30 ÷ 5 =$ ❶□ $= 13 -$ ❷□ $=$ ❸□ $+ 3$

⑩ $12 - 8 =$ ❶□ $= 10 -$ ❷□ $=$ ❸□ $× 2$

299日の答え▶ ① 5、7　② 16、8　③ 3、0　④ 7、21　⑤ 11、19
⑥ 5、5　⑦ 4、22　⑧ 4、16　⑨ 6、12　⑩ 20、2

302日 2つの数と3つの数の計算

次の計算をしましょう。

1. $4 \div 4 =$
2. $6 + 3 + 1 =$
3. $60 \div 3 =$
4. $7 + 5 - 6 =$
5. $8 + 1 - 4 =$
6. $11 + 4 =$
7. $7 \times 5 =$
8. $15 - 8 - 6 =$
9. $8 \times 8 =$
10. $72 \div 9 =$
11. $6 + 2 - 5 =$
12. $12 - 4 + 8 =$
13. $29 - 7 =$
14. $17 + 7 =$
15. $4 \times 8 =$
16. $6 + 3 + 6 =$
17. $5 + 5 =$
18. $10 - 1 - 3 =$
19. $27 + 3 - 2 =$
20. $9 \times 5 =$

300日の答え
1 ①$5 \times 4 = 20$ ②$2 \times 3 = 6$ ③$20 - 6 = 14$ 2 ①$6 \times 4 = 24$ ②$5 \times 3 = 15$ ③$24 - 15 = 9$ 3 ①$6 \times 5 = 30$ ②$4 \times 3 = 12$ ③$30 - 12 = 18$ 4 ①$6 \times 6 = 36$ ②$4 \times 3 = 12$ ③$36 - 12 = 24$

303日 リレー計算

線でつながった2マスには同じ数が入ります。マスに答えを書きましょう。

① 21 − ☐ = 7
   ☐ + 6 = ☐

② 9 − ☐ = 4
   ☐ × 4 = ☐

③ 3 × ☐ = 21
   ☐ − 2 = ☐

④ 21 + ☐ = 29
   ☐ ÷ 2 = ☐

⑤ 9 − ☐ = 6
   ☐ × 6 = ☐

⑥ 10 − 8 = ☐
   ☐ × 5 = ☐

⑦ 4 + 8 = ☐
   ☐ ÷ 3 = ☐

⑧ 15 + 9 = ☐
   ☐ ÷ 6 = ☐

⑨ 4 − 3 = ☐
   ☐ + 6 = ☐

⑩ 27 − 7 = ☐
   ☐ × 3 = ☐

301日の答え ▶
① ❶15 ❷5 ❸9 ② ❶4 ❷3 ❸3 ③ ❶14 ❷7 ❸8 ④ ❶8 ❷2 ❸3 ⑤ ❶2 ❷6 ❸6 ⑥ ❶9 ❷8 ❸2 ⑦ ❶8 ❷3 ❸4 ⑧ ❶7 ❷1 ❸5 ⑨ ❶6 ❷7 ❸3 ⑩ ❶4 ❷6 ❸2

304日 1つの穴あき計算

□にあてはまる数を書きましょう。

1. 7 − □ = 2
2. □ − 2 = 1
3. 9 − □ = 2
4. 16 ÷ □ = 4
5. □ + 8 = 14
6. 8 × □ = 32
7. 28 − □ = 16
8. □ − 4 = 3
9. □ + 2 = 17
10. □ − 4 = 9
11. □ + 1 = 12
12. 9 × □ = 54
13. □ ÷ 5 = 8
14. 7 × □ = 63
15. □ + 3 = 6
16. □ ÷ 8 = 6
17. 5 − □ = 4
18. 13 + □ = 21
19. □ ÷ 9 = 4
20. □ ÷ 3 = 8

302日の答え▶ ①1 ②10 ③20 ④6 ⑤5 ⑥15 ⑦35 ⑧1 ⑨64 ⑩8 ⑪3 ⑫16 ⑬22 ⑭24 ⑮32 ⑯15 ⑰10 ⑱6 ⑲28 ⑳45

305日 マスの数

マスの数をエリアごとに計算して、マスの数の合計を出しましょう。

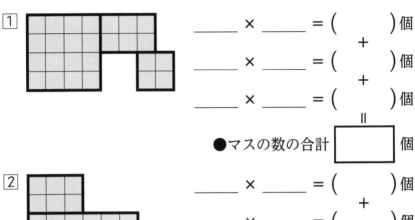

①
___ × ___ = ( ) 個
\+
___ × ___ = ( ) 個
\+
___ × ___ = ( ) 個
=
● マスの数の合計 □ 個

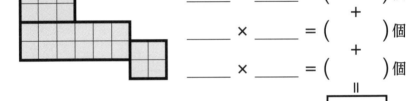

②
___ × ___ = ( ) 個
\+
___ × ___ = ( ) 個
\+
___ × ___ = ( ) 個
=
● マスの数の合計 □ 個

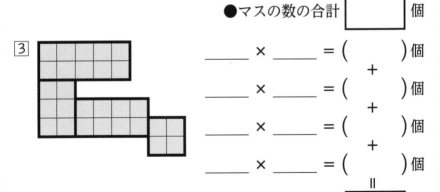

③
___ × ___ = ( ) 個
\+
___ × ___ = ( ) 個
\+
___ × ___ = ( ) 個
\+
___ × ___ = ( ) 個
=
● マスの数の合計 □ 個

303日の答え ▶ ① 14、20 ② 5、20 ③ 7、5 ④ 8、4 ⑤ 3、18 ⑥ 2、10 ⑦ 12、4 ⑧ 24、4 ⑨ 1、7 ⑩ 20、60

306日 3つの数の計算

次の計算をしましょう。

1. $3 + 5 - 4 =$
2. $5 + 2 - 6 =$
3. $7 + 1 + 5 =$
4. $2 + 7 - 3 =$
5. $13 - 6 + 8 =$
6. $18 - 2 - 1 =$
7. $7 + 6 - 9 =$
8. $6 + 8 - 3 =$
9. $21 + 0 + 7 =$
10. $4 + 9 - 2 =$
11. $1 + 3 + 5 =$
12. $18 + 4 + 1 =$
13. $6 + 3 - 4 =$
14. $10 - 7 + 4 =$
15. $9 + 3 + 5 =$
16. $6 - 5 + 2 =$
17. $3 + 6 - 1 =$
18. $25 + 5 - 7 =$
19. $12 - 3 + 8 =$
20. $2 + 7 + 2 =$

304日の答え▶ 1 5 2 3 3 7 4 4 5 6 6 4 7 12 8 7 9 15 10 13
11 11 12 6 13 40 14 9 15 3 16 48 17 1 18 8 19 36 20 24

307日 3つの穴あき計算

3つの式の答えが同じになるように、□にあてはまる数を書きましょう。

1. $17 - 8 =$ ① □ $= 3 \times$ ② □ $=$ ③ □ $+ 5$

2. $10 \div 2 =$ ① □ $= 14 -$ ② □ $=$ ③ □ $+ 3$

3. $2 \times 3 =$ ① □ $= 12 \div$ ② □ $=$ ③ □ $+ 1$

4. $16 - 8 =$ ① □ $= 11 -$ ② □ $=$ ③ □ $\times 4$

5. $5 + 2 =$ ① □ $= 15 -$ ② □ $=$ ③ □ $- 4$

6. $3 + 1 =$ ① □ $= 20 \div$ ② □ $=$ ③ □ $- 3$

7. $21 \div 7 =$ ① □ $= 10 -$ ② □ $=$ ③ □ $+ 1$

8. $25 \div 5 =$ ① □ $= 15 \div$ ② □ $=$ ③ □ $- 3$

9. $42 \div 7 =$ ① □ $= 12 -$ ② □ $=$ ③ □ $+ 2$

10. $3 \times 4 =$ ① □ $= 16 -$ ② □ $=$ ③ □ $+ 4$

305日の答え▶ 1 $4 \times 4 = 16$、$2 \times 3 = 6$、$2 \times 2 = 4$、26　2 $2 \times 3 = 6$、$2 \times 6 = 12$、$2 \times 2 = 4$、22　3 $2 \times 5 = 10$、$3 \times 2 = 6$、$2 \times 4 = 8$、$2 \times 2 = 4$、28

308日 2つの数の計算

次の計算をしましょう。

1. $10 \times 3 =$
2. $8 - 4 =$
3. $14 + 5 =$
4. $11 + 3 =$
5. $9 \times 8 =$
6. $3 \times 8 =$
7. $17 + 1 =$
8. $2 - 1 =$
9. $4 \times 7 =$
10. $6 \times 2 =$
11. $19 + 5 =$
12. $8 \times 7 =$
13. $20 - 3 =$
14. $1 + 6 =$
15. $6 \times 5 =$
16. $45 \div 5 =$
17. $24 - 3 =$
18. $12 - 4 =$
19. $13 - 9 =$
20. $4 \div 2 =$

306日の答え ▶ 1 4　2 1　3 13　4 6　5 15　6 15　7 4　8 11　9 28　10 11　11 9　12 23　13 5　14 7　15 17　16 3　17 8　18 23　19 17　20 11

309日 リレー計算

線でつながった2マスには同じ数が入ります。マスに答えを書きましょう。

① $21 - \boxed{} = 11$
　$2 \times \boxed{} = \boxed{}$

② $7 - \boxed{} = 4$
　$60 \div \boxed{} = \boxed{}$

③ $5 - \boxed{} = 1$
　$11 + \boxed{} = \boxed{}$

④ $8 + \boxed{} = 16$
　$4 \times \boxed{} = \boxed{}$

⑤ $9 - \boxed{} = 7$
　$18 \div \boxed{} = \boxed{}$

⑥ $3 \times 2 = \boxed{}$
　$14 + \boxed{} = \boxed{}$

⑦ $4 - 1 = \boxed{}$
　$9 \div \boxed{} = \boxed{}$

⑧ $14 - 9 = \boxed{}$
　$2 \times \boxed{} = \boxed{}$

⑨ $2 \times 4 = \boxed{}$
　$21 + \boxed{} = \boxed{}$

⑩ $1 + 1 = \boxed{}$
　$12 \div \boxed{} = \boxed{}$

307日の答え
① ❶9 ❷3 ❸4　② ❶5 ❷9 ❸2　③ ❶6 ❷2 ❸5　④ ❶8 ❷3 ❸2　⑤ ❶7 ❷8 ❸11　⑥ ❶4 ❷5 ❸7　⑦ ❶3 ❷7 ❸2
⑧ ❶5 ❷3 ❸8　⑨ ❶6 ❷6 ❸4　⑩ ❶12 ❷4 ❸8

310日 ツリーたし算

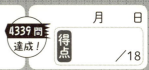

線でつながったマスどうしをたし算して、□に答えを書きましょう。

1　8　3　9

【解き方】
8＋3の答え

2　8　4　1
　　　　　　　5

3　2　9　8
　　　　　　　3

4　2　4
　　　14

5　　　5
　　　14
　　　　5
　　　23

6　3　6
　　　15
　　　26

308日の答え ▶ 1 30　2 4　3 19　4 14　5 72　6 24　7 18　8 1　9 28　10 12　11 24　12 56　13 17　14 7　15 30　16 9　17 21　18 8　19 4　20 2

311日 3つの数の計算

次の計算をしましょう。

1. $7 - 6 + 7 =$
2. $3 + 1 - 2 =$
3. $9 - 8 + 6 =$
4. $20 + 3 - 8 =$
5. $3 - 1 + 2 =$
6. $1 + 5 + 1 =$
7. $5 - 1 - 3 =$
8. $14 + 6 - 8 =$
9. $9 - 7 + 3 =$
10. $11 + 2 + 5 =$
11. $6 - 5 + 4 =$
12. $18 - 4 + 9 =$
13. $2 + 2 + 3 =$
14. $8 + 7 - 4 =$
15. $4 + 9 - 5 =$
16. $12 - 3 + 9 =$
17. $2 + 9 + 3 =$
18. $5 + 8 - 9 =$
19. $23 + 7 - 1 =$
20. $16 - 6 - 4 =$

309日の答え▶ 1 10、20 2 3、20 3 4、15 4 8、32 5 2、9 6 6、20 7 3、3 8 5、10 9 8、29 10 2、6

312日 1つの穴あき計算

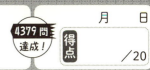

□にあてはまる数を書きましょう。

1. $2 + \boxed{} = 6$
2. $16 + \boxed{} = 22$
3. $3 \times \boxed{} = 12$
4. $\boxed{} \div 6 = 6$
5. $8 - \boxed{} = 5$
6. $\boxed{} \times 7 = 42$
7. $\boxed{} \times 9 = 72$
8. $11 - \boxed{} = 4$
9. $\boxed{} + 8 = 20$
10. $49 \div \boxed{} = 7$
11. $9 + \boxed{} = 11$
12. $\boxed{} \div 5 = 4$
13. $\boxed{} \div 3 = 8$
14. $8 - \boxed{} = 1$
15. $9 \times \boxed{} = 54$
16. $35 \div \boxed{} = 5$
17. $\boxed{} \times 2 = 12$
18. $17 - \boxed{} = 14$
19. $4 \times \boxed{} = 28$
20. $\boxed{} - 2 = 13$

310日の答え▶ 1 11、20 2 12、5、17、22 3 11、19、22 4 8、12 5 4、9、18 6 9、9、24、2

313日 2つの数と3つの数の計算

次の計算をしましょう。

1. $12 - 9 - 2 =$
2. $7 - 5 + 1 =$
3. $30 \div 6 =$
4. $8 \times 4 =$
5. $21 \div 7 =$
6. $22 - 5 + 4 =$
7. $8 \times 6 =$
8. $1 + 9 - 4 =$
9. $5 + 7 + 6 =$
10. $5 \times 7 =$
11. $23 + 2 =$
12. $1 + 7 - 6 =$
13. $18 - 5 - 9 =$
14. $45 \div 5 =$
15. $6 - 1 - 4 =$
16. $14 + 2 =$
17. $25 \div 5 =$
18. $8 - 2 - 3 =$
19. $13 + 6 + 4 =$
20. $6 \times 3 =$

311日の答え ①8 ②2 ③7 ④15 ⑤4 ⑥7 ⑦1 ⑧12 ⑨5 ⑩18 ⑪5 ⑫23 ⑬7 ⑭11 ⑮8 ⑯18 ⑰14 ⑱4 ⑲29 ⑳6

314日 リレー計算

線でつながった2マスには同じ数が入ります。マスに答えを書きましょう。

1. 5 + [24] = 29
   27 − [24] = (3)

2. 6 + [7] = 13
   2 × [7] = (14)

3. 14 − [5] = 9
   10 ÷ [5] = (2)

4. 9 − [8] = 1
   8 × [8] = (64)

5. 5 − [4] = 1
   16 ÷ [4] = (4)

6. 3 × 3 = [9]
   4 × [9] = (36)

7. 3 + 1 = [4]
   24 ÷ [4] = (6)

8. 21 − 4 = [17]
   25 − [17] = (8)

9. 7 − 4 = [3]
   27 ÷ [3] = (9)

10. 14 + 6 = [20]
    4 × [20] = (80)

315日 ご石の数

①ご石全体の数→②白のご石の数→③黒のご石の順に計算しましょう。

① ●●●●●
    ●●○○○
    ●●○○○
    ●●○○○

- ①ご石全体 ___ × ___ =( )個
- ②白のご石 ___ × ___ =( )個
- ③黒のご石 (全体の数) − (白の数) = □ 個

② ●●●●●
    ●●●●●
    ○○○○●
    ○○○○●
    ○○○○●

- ①ご石全体 ___ × ___ =( )個
- ②白のご石 ___ × ___ =( )個
- ③黒のご石 (全体の数) − (白の数) = □ 個

③ ●○○○●●
    ●○○○●●
    ●○○○●●
    ●●●●●●

- ①ご石全体 ___ × ___ =( )個
- ②白のご石 ___ × ___ =( )個
- ③黒のご石 (全体の数) − (白の数) = □ 個

④ ●●●●●●
    ●○○○●●
    ●○○○●●
    ●○○○●●
    ●○○○●●
    ●○○○●●

- ①ご石全体 ___ × ___ =( )個
- ②白のご石 ___ × ___ =( )個
- ③黒のご石 (全体の数) − (白の数) = □ 個

313日の答え
①1 ②3 ③5 ④32 ⑤3 ⑥21 ⑦48 ⑧6 ⑨18 ⑩35
⑪25 ⑫2 ⑬4 ⑭9 ⑮1 ⑯16 ⑰5 ⑱3 ⑲23 ⑳18

316日 1つの穴あき計算

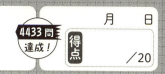

□にあてはまる数を書きましょう。

1. 17 + □ = 29
2. 5 + □ = 14
3. □ × 6 = 24
4. 8 − □ = 7
5. □ × 9 = 81
6. □ − 4 = 1
7. 9 + □ = 16
8. □ + 3 = 17
9. 4 ÷ □ = 2
10. 42 ÷ □ = 6
11. □ + 1 = 3
12. 27 − □ = 4
13. □ ÷ 7 = 9
14. □ × 8 = 40
15. □ + 9 = 12
16. □ × 9 = 54
17. 20 ÷ □ = 4
18. 27 ÷ □ = 3
19. □ − 2 = 4
20. □ × 5 = 10

314日の答え ▶ 1 24、3 2 7、14 3 5、2 4 8、64 5 4、4 6 9、36 7 4、6 8 17、8 9 3、9 10 20、80

317日 2つの数の計算

次の計算をしましょう。

1. $10 - 2 = $ 8
2. $4 \div 2 = $ 2
3. $13 - 9 = $ 4
4. $40 \div 8 = $ 5
5. $15 + 2 = $ 17
6. $11 + 4 = $ 15
7. $7 \times 3 = $ 21
8. $18 - 9 = $ 9
9. $72 \div 9 = $ 8
10. $6 + 4 = $ 10
11. $8 \times 8 = $ 64
12. $24 - 6 = $ 18
13. $3 \times 5 = $ 15
14. $21 - 5 = $ 16
15. $18 \div 2 = $ 9
16. $8 + 1 = $ 9
17. $48 \div 6 = $ 8
18. $24 \div 4 = $ 6
19. $7 \times 7 = $ 49
20. $14 \div 7 = $ 2

315日の答え
1. ① $4 \times 5 = 20$ ② $3 \times 3 = 9$ ③ $20 - 9 = 11$
2. ① $5 \times 5 = 25$ ② $3 \times 4 = 12$ ③ $25 - 12 = 13$
3. ① $4 \times 6 = 24$ ② $3 \times 3 = 9$ ③ $24 - 9 = 15$
4. ① $6 \times 6 = 36$ ② $5 \times 2 = 10$ ③ $36 - 10 = 26$

318日 タテヨコ計算

タテとヨコ、それぞれの計算式を解きましょう。

① 8 × 4 = ❶☐
  −   +
  7 − 5 = ❷☐
  ‖   ‖
  ❸☐ ❹☐

⑤ 13 − 2 = ❶☐
   +   −
   7 + 1 = ❷☐
   ‖   ‖
   ❸☐ ❹☐

② 15 + 8 = ❶☐
   −   −
   4 × 5 = ❷☐
   ‖   ‖
   ❸☐ ❹☐

⑥ 7 × 6 = ❶☐
   +   ×
   9 − 3 = ❷☐
   ‖   ‖
   ❸☐ ❹☐

③ 10 − 4 = ❶☐
   +   −
   5 × 2 = ❷☐
   ‖   ‖
   ❸☐ ❹☐

⑦ 11 − 8 = ❶☐
   +   ×
   5 − 3 = ❷☐
   ‖   ‖
   ❸☐ ❹☐

④ 9 × 6 = ❶☐
   +   −
   2 + 3 = ❷☐
   ‖   ‖
   ❸☐ ❹☐

⑧ 6 + 9 = ❶☐
   +   −
   8 − 2 = ❷☐
   ‖   ‖
   ❸☐ ❹☐

316日の答え ① 12 ② 9 ③ 4 ④ 1 ⑤ 9 ⑥ 5 ⑦ 7 ⑧ 14 ⑨ 2 ⑩ 7 ⑪ 2 ⑫ 23 ⑬ 63 ⑭ 5 ⑮ 3 ⑯ 6 ⑰ 5 ⑱ 9 ⑲ 6 ⑳ 2

319日 3つの穴あき計算

3つの式の答えが同じになるように、□にあてはまる数を書きましょう。

1. $40 \div 8 =$ ❶□ $= 14 -$ ❷□ $=$ ❸□ $+ 3$

2. $2 \times 6 =$ ❶□ $= 16 -$ ❷□ $=$ ❸□ $\times 4$

3. $3 + 8 =$ ❶□ $= 13 -$ ❷□ $=$ ❸□ $+ 6$

4. $11 - 9 =$ ❶□ $= 14 \div$ ❷□ $=$ ❸□ $- 6$

5. $21 \div 7 =$ ❶□ $= 12 -$ ❷□ $=$ ❸□ $+ 2$

6. $5 + 4 =$ ❶□ $= 18 \div$ ❷□ $=$ ❸□ $+ 3$

7. $16 - 9 =$ ❶□ $= 11 -$ ❷□ $=$ ❸□ $+ 4$

8. $16 \div 2 =$ ❶□ $= 4 \times$ ❷□ $=$ ❸□ $+ 5$

9. $3 \times 5 =$ ❶□ $= 7 +$ ❷□ $=$ ❸□ $+ 9$

10. $2 \times 3 =$ ❶□ $= 24 \div$ ❷□ $=$ ❸□ $+ 1$

317日の答え ▶ 1 8 2 2 3 4 4 5 5 17 6 15 7 21 8 9 9 8 10 10 11 64 12 18 13 15 14 16 15 9 16 9 17 8 18 6 19 49 20 2

320日 マスの数

マスの数をエリアごとに計算して、マスの数の合計を出しましょう。

1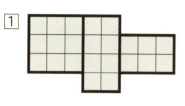

___ × ___ = ( ) 個
  +
___ × ___ = ( ) 個
  +
___ × ___ = ( ) 個
  =
●マスの数の合計 ☐ 個

2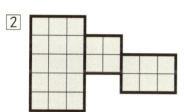

___ × ___ = ( ) 個
  +
___ × ___ = ( ) 個
  +
___ × ___ = ( ) 個
  =
●マスの数の合計 ☐ 個

3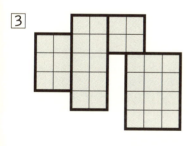

___ × ___ = ( ) 個
  +
___ × ___ = ( ) 個
  +
___ × ___ = ( ) 個
  +
___ × ___ = ( ) 個
  =
●マスの数の合計 ☐ 個

318日の答え ▶
1 ❶32 ❷2 ❸1 ❹9 2 ❶23 ❷20 ❸11 ❹3 3 ❶6 ❷10 ❸15 ❹2 4 ❶54 ❷5 ❸11 ❹3 5 ❶11 ❷8 ❸20 ❹1 6 ❶42 ❷6 ❸16 ❹18 7 ❶3 ❷2 ❸16 ❹24 8 ❶15 ❷6 ❸14 ❹7

321日 リレー計算

線でつながった2マスには同じ数が入ります。マスに答えを書きましょう。

① 16 + ☐ = 24
   11 − ☐ = ☐

② 3 × ☐ = 6
   4 − ☐ = ☐

③ 14 − ☐ = 4
   60 ÷ ☐ = ☐

④ 6 × ☐ = 18
   8 − ☐ = ☐

⑤ 10 + ☐ = 19
   63 ÷ ☐ = ☐

⑥ 4 × 5 = ☐
   22 − ☐ = ☐

⑦ 1 + 8 = ☐
   3 × ☐ = ☐

⑧ 18 − 7 = ☐
   26 − ☐ = ☐

⑨ 4 + 3 = ☐
   21 ÷ ☐ = ☐

⑩ 4 + 2 = ☐
   6 × ☐ = ☐

319日の答え▶
①❶5❷9❸2 ②❶12❷4❸3 ③❶11❷2❸5 ④❶2❷7
❸8 ⑤❶3❷9❸1 ⑥❶9❷2❸6 ⑦❶7❷4❸3
⑧❶8❷2❸3 ⑨❶15❷8❸6 ⑩❶6❷4❸5

322日 3つの数の計算

次の計算をしましょう。

① $5 + 7 - 3 =$
② $10 + 1 - 9 =$
③ $11 - 3 + 4 =$
④ $7 + 2 + 8 =$
⑤ $16 - 1 + 7 =$
⑥ $1 + 8 - 6 =$
⑦ $2 + 1 - 3 =$
⑧ $18 - 6 - 5 =$
⑨ $1 + 9 - 9 =$
⑩ $24 - 5 + 3 =$
⑪ $3 + 2 + 2 =$
⑫ $5 + 9 + 1 =$
⑬ $8 - 4 + 8 =$
⑭ $11 + 8 + 8 =$
⑮ $14 - 2 - 7 =$
⑯ $9 + 9 - 2 =$
⑰ $13 + 3 + 3 =$
⑱ $22 - 5 + 7 =$
⑲ $8 - 6 + 9 =$
⑳ $3 + 8 - 2 =$

320日の答え ① $3 × 3 = 9$、$4 × 2 = 8$、$2 × 3 = 6$、23 ② $5 × 3 = 15$、$2 × 2 = 4$、$2 × 3 = 6$、25 ③ $3 × 2 = 6$、$5 × 2 = 10$、$2 × 2 = 4$、$4 × 3 = 12$、32

323日 3つの穴あき計算

3つの式の答えが同じになるように、□にあてはまる数を書きましょう。

1. $2 + 3 = \boxed{} = 13 - \boxed{} = \boxed{} + 1$

2. $2 \times 2 = \boxed{} = 7 - \boxed{} = \boxed{} + 3$

3. $9 - 6 = \boxed{} = 24 - \boxed{} = \boxed{} - 2$

4. $3 + 5 = \boxed{} = 16 \div \boxed{} = \boxed{} + 4$

5. $30 \div 5 = \boxed{} = 11 - \boxed{} = \boxed{} + 3$

6. $4 + 8 = \boxed{} = 3 \times \boxed{} = \boxed{} + 5$

7. $2 + 1 = \boxed{} = 21 \div \boxed{} = \boxed{} - 7$

8. $5 \times 2 = \boxed{} = 12 - \boxed{} = \boxed{} \div 2$

9. $4 \times 4 = \boxed{} = 19 - \boxed{} = \boxed{} \times 2$

10. $42 \div 6 = \boxed{} = 28 \div \boxed{} = \boxed{} \times 7$

321日の答え
1. 8、3 2. 2、2 3. 10、6 4. 3、5 5. 9、7
6. 20、2 7. 9、27 8. 11、15 9. 7、3 10. 6、36

324日 2つの数の計算

次の計算をしましょう。

1. $8 \times 3 =$
2. $6 - 5 =$
3. $36 \div 4 =$
4. $7 + 7 =$
5. $49 \div 7 =$
6. $2 + 5 =$
7. $10 - 2 =$
8. $12 \div 6 =$
9. $2 + 7 =$
10. $14 - 8 =$
11. $3 \times 9 =$
12. $9 - 8 =$
13. $16 - 3 =$
14. $5 \times 5 =$
15. $11 + 4 =$
16. $4 + 5 =$
17. $8 \times 5 =$
18. $7 - 1 =$
19. $18 \div 3 =$
20. $48 \div 6 =$

322日の答え▶ 1 9 2 2 3 12 4 17 5 22 6 3 7 0 8 7 9 1 10 22
11 7 12 15 13 12 14 27 15 5 16 16 17 19 18 24 19 11 20 9

325日 ツリーたし算

線でつながったマスどうしをたし算して、□に答えを書きましょう。

① 4 4 6
【解き方】4+4の答え

② 8 9 4 … 7

③ 5 2 2 … 9

④ □ 7 8 … 19

⑤ □ □ 4 … 12 … 21 □ … 29

⑥ □ 3 3 … 8 … 17

323日の答え
① ❶5 ❷8 ❸4 ② ❶4 ❷3 ❸1 ③ ❶3 ❷21 ❸5 ④ ❶8 ❷2 ❸4 ⑤ ❶6 ❷5 ❸3 ⑥ ❶12 ❷4 ❸7 ⑦ ❶3 ❷7 ❸10 ⑧ ❶10 ❷2 ❸20 ⑨ ❶16 ❷3 ❸8 ⑩ ❶7 ❷4 ❸1

326日 3つの穴あき計算

3つの式の答えが同じになるように、□にあてはまる数を書きましょう。

1. $15 \div 3 = \boxed{} = 20 \div \boxed{} = \boxed{} + 3$

2. $16 - 7 = \boxed{} = 18 \div \boxed{} = \boxed{} + 6$

3. $32 \div 4 = \boxed{} = 2 \times \boxed{} = \boxed{} + 5$

4. $2 \times 5 = \boxed{} = 14 - \boxed{} = \boxed{} + 1$

5. $3 \times 2 = \boxed{} = 12 \div \boxed{} = \boxed{} + 3$

6. $8 - 4 = \boxed{} = 1 + \boxed{} = \boxed{} \times 2$

7. $12 - 9 = \boxed{} = 21 \div \boxed{} = \boxed{} - 2$

8. $4 + 8 = \boxed{} = 3 \times \boxed{} = \boxed{} + 7$

9. $3 \times 3 = \boxed{} = 15 - \boxed{} = \boxed{} + 4$

10. $13 - 6 = \boxed{} = 9 - \boxed{} = \boxed{} + 3$

324日の答え
1. 24　2. 1　3. 9　4. 14　5. 7　6. 7　7. 8　8. 2　9. 9　10. 6
11. 27　12. 1　13. 13　14. 25　15. 15　16. 9　17. 40　18. 6　19. 6　20. 8

327日 2つの数と3つの数の計算

次の計算をしましょう。

1. $9 - 1 + 5 =$
2. $13 - 7 =$
3. $22 - 1 - 9 =$
4. $6 + 6 - 6 =$
5. $64 \div 8 =$
6. $5 + 8 - 9 =$
7. $3 \times 2 =$
8. $6 \times 4 =$
9. $48 \div 6 =$
10. $14 + 9 - 2 =$
11. $28 \div 7 =$
12. $2 + 4 - 3 =$
13. $12 + 8 - 9 =$
14. $72 \div 8 =$
15. $3 \times 9 =$
16. $3 - 1 + 4 =$
17. $18 - 3 + 7 =$
18. $3 \times 3 =$
19. $36 \div 9 =$
20. $5 - 2 - 2 =$

325日の答え
1. 8、10、18
2. 13、21、28
3. 7、4、11、20
4. 4、11
5. 9、8、8
6. 3、6、9

328日 リレー計算

線でつながった2マスには同じ数が入ります。マスに答えを書きましょう。

① 7 + ☐ = 15
  3 × ☐ = ☐

② 10 − ☐ = 1
  2 + ☐ = ☐

③ 10 − ☐ = 7
  90 ÷ ☐ = ☐

④ 14 + ☐ = 26
  18 − ☐ = ☐

⑤ 9 − ☐ = 2
  6 × ☐ = ☐

⑥ 11 − 5 = ☐
  ☐ − 3 = ☐

⑦ 12 + 8 = ☐
  ☐ ÷ 5 = ☐

⑧ 3 + 5 = ☐
  ☐ × 7 = ☐

⑨ 29 − 8 = ☐
  ☐ + 4 = ☐

⑩ 7 + 9 = ☐
  ☐ ÷ 2 = ☐

326日の答え ▶ ① ❶5 ❷4 ❸2 ② ❶9 ❷2 ❸3 ③ ❶8 ❷4 ❸3 ④ ❶10 ❷4 ❸9 ⑤ ❶6 ❷2 ❸3 ⑥ ❶4 ❷3 ❸2 ⑦ ❶3 ❷7 ❸5 ⑧ ❶12 ❷4 ❸5 ⑨ ❶9 ❷6 ❸5 ⑩ ❶7 ❷2 ❸4

329日 1つの穴あき計算

□にあてはまる数を書きましょう。

1. ☐ × 4 = 16
2. ☐ − 4 = 3
3. 8 ÷ ☐ = 2
4. ☐ ÷ 3 = 5
5. 8 + ☐ = 9
6. 14 − ☐ = 8
7. 24 ÷ ☐ = 6
8. 9 − ☐ = 1
9. 26 + ☐ = 27
10. ☐ + 2 = 6
11. ☐ ÷ 3 = 2
12. ☐ − 6 = 10
13. 4 − ☐ = 1
14. ☐ + 5 = 14
15. 22 − ☐ = 5
16. 5 × ☐ = 40
17. 9 × ☐ = 54
18. 25 − ☐ = 14
19. 17 − ☐ = 9
20. ☐ + 1 = 3

327日の答え▶ 1 13 2 6 3 12 4 6 5 8 6 4 7 6 8 24 9 8 10 21 11 4 12 3 13 11 14 9 15 27 16 6 17 22 18 9 19 4 20 1

330日 ご石の数

①ご石全体の数→②白のご石の数→③黒のご石の数の順に計算しましょう。

1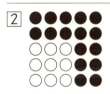

①ご石全体 ___ × ___ =（　　）個

②白のご石 ___ × ___ =（　　）個

③黒のご石 （全体の数）－（白の数）=□ 個

2

①ご石全体 ___ × ___ =（　　）個

②白のご石 ___ × ___ =（　　）個

③黒のご石 （全体の数）－（白の数）=□ 個

3

①ご石全体 ___ × ___ =（　　）個

②白のご石 ___ × ___ =（　　）個

③黒のご石 （全体の数）－（白の数）=□ 個

4

①ご石全体 ___ × ___ =（　　）個

②白のご石 ___ × ___ =（　　）個

③黒のご石 （全体の数）－（白の数）=□ 個

328日の答え ▶ 1 8、24 2 9、11 3 3、30 4 12、6 5 7、42 6 6、3 7 20、4 8 8、56 9 21、25 10 16、8

331日 タテヨコ計算

タテとヨコ、それぞれの計算式を解きましょう。

① 8 − 5 = ❶□
   +   +   ❷□
   9 × 4 =
   =   =
❸□ ❹□

② 4 × 6 = ❶□
   +   −   ❷□
   9 ÷ 3 =
   =   =
❸□ ❹□

③ 15 − 3 = ❶□
   ÷   +   ❷□
   5 + 8 =
   =   =
❸□ ❹□

④ 6 ÷ 2 = ❶□
   +   ×   ❷□
   7 − 5 =
   =   =
❸□ ❹□

⑤ 12 − 2 = ❶□
   +   +   ❷□
   7 × 4 =
   =   =
❸□ ❹□

⑥ 7 − 3 = ❶□
   ×   −   ❷□
   6 − 1 =
   =   =
❸□ ❹□

⑦ 14 + 3 = ❶□
   −   +   ❷□
   9 − 2 =
   =   =
❸□ ❹□

⑧ 12 − 8 = ❶□
   ÷   ÷   ❷□
   4 − 2 =
   =   =
❸□ ❹□

329日の答え ①4 ②7 ③4 ④15 ⑤1 ⑥6 ⑦4 ⑧8 ⑨1 ⑩4 ⑪6 ⑫16 ⑬3 ⑭9 ⑮17 ⑯8 ⑰6 ⑱11 ⑲8 ⑳2

332日 3つの数の計算

次の計算をしましょう。

1. $1 + 1 + 6 =$
2. $11 - 5 - 4 =$
3. $2 + 4 - 1 =$
4. $26 + 5 - 7 =$
5. $7 - 6 + 4 =$
6. $6 + 2 - 3 =$
7. $10 + 9 + 1 =$
8. $5 - 3 + 5 =$
9. $23 - 6 + 8 =$
10. $14 - 9 + 8 =$
11. $11 + 3 + 9 =$
12. $9 + 7 - 2 =$
13. $2 + 8 - 5 =$
14. $7 - 1 - 4 =$
15. $18 + 0 - 6 =$
16. $6 - 1 - 3 =$
17. $12 + 3 + 9 =$
18. $22 + 2 + 2 =$
19. $5 + 9 - 6 =$
20. $6 + 4 - 7 =$

330日の答え ▶ 1 ①$4 \times 5 = 20$ ②$2 \times 3 = 6$ ③$20 - 6 = 14$ 2 ①$5 \times 5 = 25$ ②$3 \times 3 = 9$ ③$25 - 9 = 16$ 3 ①$6 \times 4 = 24$ ②$5 \times 3 = 15$ ③$24 - 15 = 9$ 4 ①$6 \times 6 = 36$ ②$3 \times 4 = 12$ ③$36 - 12 = 24$

333日 1つの穴あき計算

□にあてはまる数を書きましょう。

1. □ ÷ 5 = 6
2. □ − 4 = 7
3. 5 − □ = 1
4. □ × 8 = 72
5. 8 × □ = 24
6. □ + 1 = 2
7. 3 + □ = 8
8. 15 ÷ □ = 5
9. □ + 6 = 12
10. □ ÷ 7 = 4
11. 6 − □ = 5
12. □ + 5 = 22
13. 7 − □ = 5
14. □ − 1 = 2
15. 5 + □ = 14
16. □ × 2 = 12
17. 4 + □ = 12
18. 5 × □ = 40
19. 27 ÷ □ = 9
20. □ + 8 = 10

331日の答え ①❶3 ❷36 ❸17 ❹9 ②❶24 ❷3 ❸13 ❹3 ③❶12 ❷13 ❸3 ❹11 ④❶3 ❷3 ❸13 ❹10 ⑤❶10 ❷28 ❸19 ❹6 ⑥❶4 ❷5 ❸42 ❹2 ⑦❶17 ❷7 ❸5 ❹5 ⑧❶4 ❷3 ❸3 ❹4

334日 2つの数の計算

次の計算をしましょう。

1. $20 - 2 =$
2. $14 - 1 =$
3. $32 ÷ 4 =$
4. $5 - 5 =$
5. $8 - 2 =$
6. $10 + 1 =$
7. $22 - 9 =$
8. $6 × 8 =$
9. $36 ÷ 9 =$
10. $6 × 6 =$
11. $16 + 2 =$
12. $6 × 5 =$
13. $16 ÷ 4 =$
14. $7 - 6 =$
15. $17 + 7 =$
16. $8 × 8 =$
17. $16 ÷ 8 =$
18. $9 - 7 =$
19. $12 - 2 =$
20. $10 ÷ 5 =$

332日の答え ▶ 1 8　2 2　3 5　4 24　5 5　6 5　7 20　8 7　9 25　10 13　11 23　12 14　13 5　14 2　15 12　16 2　17 24　18 26　19 8　20 3

335日 マスの数

マスの数をエリアごとに計算して、マスの数の合計を出しましょう。

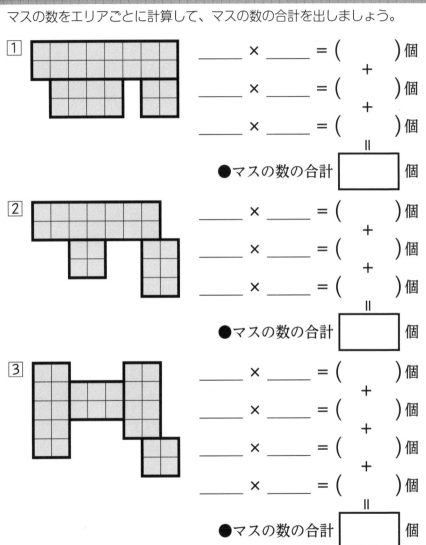

1 ___ × ___ = ( ) 個
　　　　　　　　＋
　___ × ___ = ( ) 個
　　　　　　　　＋
　___ × ___ = ( ) 個
　　　　　　　　＝
●マスの数の合計 □ 個

2 ___ × ___ = ( ) 個
　　　　　　　　＋
　___ × ___ = ( ) 個
　　　　　　　　＋
　___ × ___ = ( ) 個
　　　　　　　　＝
●マスの数の合計 □ 個

3 ___ × ___ = ( ) 個
　　　　　　　　＋
　___ × ___ = ( ) 個
　　　　　　　　＋
　___ × ___ = ( ) 個
　　　　　　　　＋
　___ × ___ = ( ) 個
　　　　　　　　＝
●マスの数の合計 □ 個

333日の答え ▶ ①30 ②11 ③4 ④9 ⑤3 ⑥1 ⑦5 ⑧3 ⑨6 ⑩28 ⑪1 ⑫17 ⑬2 ⑭3 ⑮9 ⑯6 ⑰8 ⑱8 ⑲3 ⑳2

336日 3つの穴あき計算

3つの式の答えが同じになるように、□にあてはまる数を書きましょう。

1. $3 + 4 = \boxed{7} = 21 \div \boxed{3} = \boxed{5} + 2$
2. $2 \times 2 = \boxed{4} = 11 - \boxed{7} = \boxed{3} + 1$
3. $6 + 3 = \boxed{9} = 18 \div \boxed{2} = \boxed{2} + 7$
4. $3 + 5 = \boxed{8} = 12 - \boxed{4} = \boxed{4} \times 2$
5. $54 \div 9 = \boxed{6} = 9 - \boxed{3} = \boxed{4} + 2$
6. $1 \times 8 = \boxed{8} = 13 - \boxed{5} = \boxed{2} + 6$
7. $20 \div 4 = \boxed{5} = 9 - \boxed{4} = \boxed{1} + 4$
8. $7 + 5 = \boxed{12} = 6 \times \boxed{2} = \boxed{4} \times 3$
9. $3 - 2 = \boxed{1} = 4 \div \boxed{4} = \boxed{9} - 8$
10. $18 \div 3 = \boxed{6} = 2 \times \boxed{3} = \boxed{5} + 1$

334日の答え ▶ 1 18　2 13　3 8　4 0　5 6　6 11　7 13　8 48　9 4　10 36
11 18　12 30　13 4　14 1　15 24　16 64　17 2　18 2　19 10　20 2

337日 リレー計算

線でつながった2マスには同じ数が入ります。マスに答えを書きましょう。

① 14 − ☐ = 13
　☐ + 8 = ☐

② 18 − ☐ = 3
　☐ + 7 = ☐

③ 5 × ☐ = 25
　☐ − 1 = ☐

④ 3 + ☐ = 11
　☐ − 6 = ☐

⑤ 10 + ☐ = 19
　☐ ÷ 3 = ☐

⑥ 2 + 8 = ☐
　☐ − 7 = ☐

⑦ 22 + 6 = ☐
　☐ ÷ 4 = ☐

⑧ 24 + 5 = ☐
　☐ − 8 = ☐

⑨ 8 − 2 = ☐
　☐ × 8 = ☐

⑩ 21 − 5 = ☐
　☐ ÷ 2 = ☐

335日の答え▶ ① 2×8=16、2×4=8、2×2=4、28　② 2×7=14、2×2=4、3×2=6、24　③ 5×2=10、2×3=6、4×2=8、2×2=4、28

338日 3つの数の計算

次の計算をしましょう。

1. $1 + 2 + 4 =$
2. $2 + 3 + 7 =$
3. $4 + 9 - 8 =$
4. $26 + 6 - 3 =$
5. $1 + 6 + 2 =$
6. $11 + 8 + 1 =$
7. $19 + 5 + 4 =$
8. $7 - 3 - 3 =$
9. $12 - 7 - 4 =$
10. $1 + 9 + 8 =$
11. $3 + 7 - 6 =$
12. $15 - 5 + 9 =$
13. $7 - 2 - 2 =$
14. $5 - 1 + 5 =$
15. $14 - 3 - 4 =$
16. $6 + 5 + 1 =$
17. $24 - 7 + 8 =$
18. $9 - 7 + 5 =$
19. $10 - 1 + 9 =$
20. $8 + 2 - 7 =$

336日の答え
① ❶7 ❷3 ❸5　② ❶4 ❷7 ❸3　③ ❶9 ❷2 ❸2　④ ❶8 ❷4 ❸4　⑤ ❶6 ❷3 ❸4　⑥ ❶8 ❷5 ❸2　⑦ ❶5 ❷4 ❸1　⑧ ❶12 ❷2 ❸4　⑨ ❶1 ❷4 ❸9　⑩ ❶6 ❷3 ❸5

339日 1つの穴あき計算

月　日
得点　／20

□にあてはまる数を書きましょう。

1. □ ÷ 3 = 6
2. □ − 4 = 11
3. 8 × □ = 32
4. □ ÷ 5 = 6
5. 5 + □ = 22
6. □ − 2 = 9
7. 4 + □ = 10
8. 56 ÷ □ = 7
9. □ × 4 = 36
10. □ + 1 = 16
11. □ × 3 = 24
12. 17 + □ = 21
13. 12 ÷ □ = 4
14. □ − 5 = 3
15. □ + 6 = 15
16. □ − 3 = 11
17. □ × 9 = 63
18. 7 + □ = 8
19. 16 − □ = 11
20. □ ÷ 6 = 4

337日の答え▶ ① 1、9 ② 15、22 ③ 5、4 ④ 8、2 ⑤ 9、3
⑥ 10、3 ⑦ 28、7 ⑧ 29、21 ⑨ 6、48 ⑩ 16、8

340日 ツリーたし算

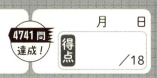

線でつながったマスどうしをたし算して、□に答えを書きましょう。

① 8 9 7
   [17]
   【解き方】8＋9の答え
   [24]

② 7 5 6
   [12]
     [18] 8
       [26]

③ 4 3 8
   [7] [11]
   6 [18]
     [24]

④ 1 9 [5]
   [10]
     [14]
     [24]

⑤ 10 7 [3]
      [17]
   8 [20]
     [28]

⑥ [7] 4 [8]
   [11]
   6 [19]
     [25]

338日の答え ▶ ①7 ②12 ③5 ④29 ⑤9 ⑥20 ⑦28 ⑧1 ⑨1 ⑩18 ⑪4 ⑫19 ⑬3 ⑭9 ⑮7 ⑯12 ⑰25 ⑱7 ⑲18 ⑳3

341日 リレー計算

線でつながった2マスには同じ数が入ります。マスに答えを書きましょう。

① 6 + ☐ = 10
4 × ☐ = ☐

② 25 − ☐ = 14
8 + ☐ = ☐

③ 6 × ☐ = 48
11 − ☐ = ☐

④ 7 + ☐ = 12
4 × ☐ = ☐

⑤ 22 + ☐ = 26
24 ÷ ☐ = ☐

⑥ 19 − 3 = ☐
9 + ☐ = ☐

⑦ 6 − 1 = ☐
30 ÷ ☐ = ☐

⑧ 8 − 2 = ☐
7 × ☐ = ☐

⑨ 5 − 4 = ☐
12 + ☐ = ☐

⑩ 7 − 5 = ☐
40 ÷ ☐ = ☐

339日の答え ▶ ① 18 ② 15 ③ 4 ④ 30 ⑤ 17 ⑥ 11 ⑦ 6 ⑧ 8 ⑨ 9 ⑩ 15 ⑪ 8 ⑫ 4 ⑬ 3 ⑭ 8 ⑮ 9 ⑯ 14 ⑰ 7 ⑱ 1 ⑲ 5 ⑳ 24

342日 2つの数と3つの数の計算

次の計算をしましょう。

1. $3 + 7 - 8 =$
2. $24 \div 3 =$
3. $6 + 5 - 3 =$
4. $4 + 7 - 9 =$
5. $29 - 3 =$
6. $16 \div 4 =$
7. $3 \times 5 =$
8. $7 - 4 - 1 =$
9. $36 \div 6 =$
10. $28 - 3 - 9 =$
11. $14 - 6 - 3 =$
12. $28 \div 4 =$
13. $1 + 3 + 6 =$
14. $13 - 4 =$
15. $54 \div 9 =$
16. $7 \times 2 =$
17. $4 - 3 + 7 =$
18. $5 \times 7 =$
19. $27 + 5 - 9 =$
20. $10 - 3 - 6 =$

340日の答え ▶ ① 17、24 ② 12、18、26 ③ 7、11、18、24
④ 5、10、24 ⑤ 3、10、20 ⑥ 7、8、19

343日 3つの穴あき計算

3つの式の答えが同じになるように、□にあてはまる数を書きましょう。

1. $15 ÷ 3 = \boxed{}^① = 20 ÷ \boxed{}^② = \boxed{}^③ + 2$

2. $2 + 7 = \boxed{}^① = 18 ÷ \boxed{}^② = \boxed{}^③ + 4$

3. $14 ÷ 2 = \boxed{}^① = 4 + \boxed{}^② = \boxed{}^③ + 5$

4. $12 - 8 = \boxed{}^① = 3 + \boxed{}^② = \boxed{}^③ × 2$

5. $3 × 2 = \boxed{}^① = 11 - \boxed{}^② = \boxed{}^③ - 1$

6. $3 × 3 = \boxed{}^① = 13 - \boxed{}^② = \boxed{}^③ + 1$

7. $18 ÷ 6 = \boxed{}^① = 12 - \boxed{}^② = \boxed{}^③ + 2$

8. $15 - 7 = \boxed{}^① = 2 × \boxed{}^② = \boxed{}^③ + 3$

9. $19 - 8 = \boxed{}^① = 15 - \boxed{}^② = \boxed{}^③ + 4$

10. $3 × 4 = \boxed{}^① = 6 × \boxed{}^② = \boxed{}^③ + 1$

341日の答え ▶ 1 4、16 2 11、19 3 8、3 4 5、20 5 4、6 6 16、25 7 5、6 8 6、42 9 1、13 10 2、20

344日 3つの数の計算

次の計算をしましょう。

1. $13 - 6 - 3 =$
2. $3 + 3 + 8 =$
3. $14 + 1 + 7 =$
4. $9 - 8 + 7 =$
5. $10 + 7 + 6 =$
6. $3 + 6 + 5 =$
7. $2 + 5 - 4 =$
8. $22 - 9 + 6 =$
9. $9 - 1 + 9 =$
10. $7 + 4 - 2 =$
11. $19 - 8 - 9 =$
12. $5 + 2 - 1 =$
13. $4 + 3 + 2 =$
14. $27 - 1 + 3 =$
15. $8 + 4 + 1 =$
16. $5 - 2 - 2 =$
17. $14 + 6 - 9 =$
18. $8 - 5 + 6 =$
19. $11 + 8 + 8 =$
20. $6 + 3 - 5 =$

342日の答え▶ 1 2 2 8 3 8 4 2 5 26 6 4 7 15 8 2 9 6 10 16 11 5 12 7 13 10 14 9 15 6 16 14 17 8 18 35 19 23 20 1

345日 ご石の数

①ご石全体の数→②白のご石の数→③黒のご石の数の順に計算しましょう。

1 ○○○●
   ○○○●
   ○○○●
   ○○○●
   ●●●●

- ①ご石全体　___ × ___ =（　　）個
- ②白のご石　___ × ___ =（　　）個
- ③黒のご石　(全体の数)（　　）−(白の数)（　　）=□ 個

2 ●●●●●
   ○○○●●
   ○○○●●
   ○○○●●

- ①ご石全体　___ × ___ =（　　）個
- ②白のご石　___ × ___ =（　　）個
- ③黒のご石　(全体の数)（　　）−(白の数)（　　）=□ 個

3 ●●●●●●
   ○○○○○●
   ○○○○○●
   ○○○○○●
   ●●●●●●

- ①ご石全体　___ × ___ =（　　）個
- ②白のご石　___ × ___ =（　　）個
- ③黒のご石　(全体の数)（　　）−(白の数)（　　）=□ 個

4 ●●●●●●
   ●○○○○●
   ●○○○○●
   ●●●●●●
   ●●●●●●

- ①ご石全体　___ × ___ =（　　）個
- ②白のご石　___ × ___ =（　　）個
- ③黒のご石　(全体の数)（　　）−(白の数)（　　）=□ 個

343日の答え
1 ❶5 ❷4 ❸3　2 ❶9 ❷2 ❸5　3 ❶7 ❷3 ❸2　4 ❶4 ❷1 ❸2　5 ❶6 ❷5 ❸7　6 ❶9 ❷4 ❸8　7 ❶3 ❷9 ❸1
8 ❶8 ❷4 ❸5　9 ❶11 ❷4 ❸7　10 ❶12 ❷2 ❸11

346日 タテヨコ計算

タテとヨコ、それぞれの計算式を解きましょう。

① 9 ÷ 3 =
　− 　 ＋
　7 × 4 =
　＝ 　 ＝

⑤ 17 − 5 =
　− 　 ×
　3 ＋ 2 =
　＝ 　 ＝

② 6 ÷ 2 =
　＋ 　 ＋
　9 × 7 =
　＝ 　 ＝

⑥ 7 ＋ 8 =
　＋ 　 ÷
　9 × 2 =
　＝ 　 ＝

③ 2 ＋ 6 =
　× 　 ＋
　8 − 5 =
　＝ 　 ＝

⑦ 18 ÷ 6 =
　− 　 −
　5 ＋ 2 =
　＝ 　 ＝

④ 12 ÷ 3 =
　＋ 　 ×
　3 − 2 =
　＝ 　 ＝

⑧ 8 × 4 =
　× 　 −
　6 × 2 =
　＝ 　 ＝

344日の答え ▶ ①4 ②14 ③22 ④8 ⑤23 ⑥14 ⑦3 ⑧19 ⑨17 ⑩9 ⑪2 ⑫6 ⑬9 ⑭29 ⑮13 ⑯1 ⑰11 ⑱9 ⑲27 ⑳4

347日 2つの数と3つの数の計算

次の計算をしましょう。

1. $2 + 9 + 2 =$
2. $20 - 8 + 5 =$
3. $2 \times 5 =$
4. $7 + 7 + 3 =$
5. $11 + 4 - 9 =$
6. $9 - 4 + 9 =$
7. $8 \times 8 =$
8. $27 \div 3 =$
9. $15 + 7 =$
10. $1 + 5 + 8 =$
11. $18 \div 9 =$
12. $23 + 6 - 2 =$
13. $2 + 7 =$
14. $6 \times 9 =$
15. $7 - 2 + 4 =$
16. $42 \div 6 =$
17. $7 - 4 =$
18. $5 + 2 - 1 =$
19. $81 \div 9 =$
20. $12 + 1 + 8 =$

345日の答え
1. ① $5 \times 4 = 20$ ② $4 \times 3 = 12$ ③ $20 - 12 = 8$
2. ① $4 \times 6 = 24$ ② $3 \times 3 = 9$ ③ $24 - 9 = 15$
3. ① $5 \times 6 = 30$ ② $3 \times 5 = 15$ ③ $30 - 15 = 15$
4. ① $6 \times 6 = 36$ ② $2 \times 4 = 8$ ③ $36 - 8 = 28$

348日 1つの穴あき計算

□にあてはまる数を書きましょう。

1. $1 + \square = 10$
2. $\square \times 9 = 45$
3. $11 - \square = 4$
4. $\square \times 1 = 2$
5. $\square + 3 = 6$
6. $\square \times 8 = 24$
7. $\square + 3 = 19$
8. $18 - \square = 4$
9. $24 \div \square = 6$
10. $19 + \square = 26$
11. $\square \times 4 = 32$
12. $\square \div 6 = 8$
13. $60 \div \square = 2$
14. $15 - \square = 9$
15. $\square \div 8 = 9$
16. $\square \times 3 = 21$
17. $20 \div \square = 4$
18. $1 \times \square = 3$
19. $\square - 2 = 14$
20. $\square - 6 = 3$

346日の答え ▶ ① ❶3 ❷28 ❸2 ❹7 ② ❶3 ❷63 ❸15 ❹9 ③ ❶8 ❷3 ❸16 ❹11 ④ ❶4 ❷1 ❸15 ❹6 ⑤ ❶12 ❷5 ❸14 ❹10 ⑥ ❶15 ❷18 ❸16 ❹4 ⑦ ❶3 ❷7 ❸13 ❹4 ⑧ ❶32 ❷12 ❸48 ❹2

349日 3つの数の計算

次の計算をしましょう。

1. $8 - 1 + 6 =$
2. $11 - 4 - 4 =$
3. $1 + 5 + 3 =$
4. $26 + 6 - 9 =$
5. $2 + 3 + 1 =$
6. $8 + 9 - 5 =$
7. $3 + 8 - 6 =$
8. $9 - 7 + 2 =$
9. $17 + 1 + 7 =$
10. $14 + 0 - 3 =$
11. $15 - 7 - 6 =$
12. $2 + 5 + 6 =$
13. $4 + 8 - 9 =$
14. $3 + 2 + 9 =$
15. $5 + 8 + 8 =$
16. $24 + 3 - 1 =$
17. $7 + 6 + 6 =$
18. $12 - 9 + 7 =$
19. $1 + 2 + 5 =$
20. $16 - 5 - 9 =$

347日の答え ▶ 1 13 2 17 3 10 4 17 5 6 6 14 7 64 8 9 9 22 10 14 11 2 12 27 13 9 14 54 15 9 16 7 17 3 18 6 19 9 20 21

350日 マスの数

マスの数をエリアごとに計算して、マスの数の合計を出しましょう。

1.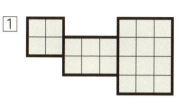

___ × ___ = (　　) 個
　　　　　　　　＋
___ × ___ = (　　) 個
　　　　　　　　＋
___ × ___ = (　　) 個
　　　　　　　　＝
●マスの数の合計 □ 個

2.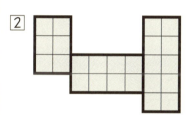

___ × ___ = (　　) 個
　　　　　　　　＋
___ × ___ = (　　) 個
　　　　　　　　＋
___ × ___ = (　　) 個
　　　　　　　　＝
●マスの数の合計 □ 個

3.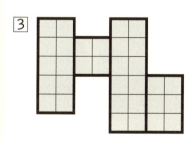

___ × ___ = (　　) 個
　　　　　　　　＋
___ × ___ = (　　) 個
　　　　　　　　＋
___ × ___ = (　　) 個
　　　　　　　　＋
___ × ___ = (　　) 個
　　　　　　　　＝
●マスの数の合計 □ 個

348日の答え▶ ①9 ②5 ③7 ④2 ⑤3 ⑥3 ⑦16 ⑧14 ⑨4 ⑩7 ⑪8 ⑫48 ⑬30 ⑭6 ⑮72 ⑯7 ⑰5 ⑱3 ⑲16 ⑳9

351日 タテヨコ計算

タテとヨコ、それぞれの計算式を解きましょう。

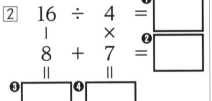

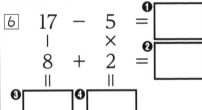

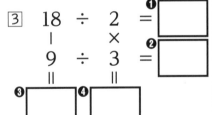

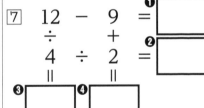

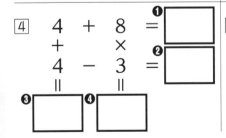

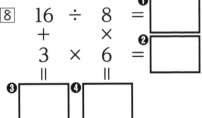

349日の答え ① 13 ② 3 ③ 9 ④ 23 ⑤ 6 ⑥ 12 ⑦ 5 ⑧ 4 ⑨ 25 ⑩ 11 ⑪ 2 ⑫ 13 ⑬ 3 ⑭ 14 ⑮ 21 ⑯ 26 ⑰ 19 ⑱ 10 ⑲ 8 ⑳ 2

352日 3つの数の計算

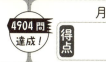

次の計算をしましょう。

1. $6 + 9 - 2 =$
2. $2 + 2 + 6 =$
3. $18 + 7 - 5 =$
4. $7 + 1 - 2 =$
5. $1 + 8 - 3 =$
6. $3 + 5 + 7 =$
7. $10 - 6 - 1 =$
8. $25 + 4 - 8 =$
9. $16 - 5 - 4 =$
10. $6 + 3 - 9 =$
11. $2 + 4 + 7 =$
12. $19 + 7 - 2 =$
13. $9 - 1 - 6 =$
14. $7 - 4 + 3 =$
15. $8 - 2 + 4 =$
16. $12 - 7 + 5 =$
17. $11 - 9 + 1 =$
18. $4 + 5 - 8 =$
19. $21 + 4 - 3 =$
20. $8 - 3 - 2 =$

350日の答え ① $2×2=4$、$2×3=6$、$4×3=12$、22 ② $3×2=6$、$2×4=8$、$5×2=10$、24 ③ $5×2=10$、$2×2=4$、$6×2=12$、$3×2=6$、32

353日 1つの穴あき計算

□にあてはまる数を書きましょう。

1. $24 - \square = 23$
2. $\square \div 7 = 6$
3. $6 + \square = 13$
4. $10 - \square = 5$
5. $7 - \square = 3$
6. $16 - \square = 8$
7. $7 \times \square = 28$
8. $\square \div 5 = 5$
9. $\square \div 4 = 6$
10. $\square - 7 = 9$
11. $\square - 4 = 4$
12. $\square + 5 = 6$
13. $3 \times \square = 15$
14. $15 - \square = 11$
15. $\square + 6 = 15$
16. $4 \times \square = 36$
17. $6 \times \square = 30$
18. $\square - 2 = 14$
19. $\square \div 4 = 10$
20. $\square \div 2 = 9$

351日の答え ▶
1 ❶10 ❷2 ❸20 ❹7 2 ❶4 ❷15 ❸8 ❹28 3 ❶9 ❷3 ❸9 ❹6 4 ❶12 ❷1 ❸8 ❹24 5 ❶11 ❷1 ❸15 ❹4 6 ❶12 ❷10 ❸9 ❹10 7 ❶3 ❷2 ❸3 ❹11 8 ❶2 ❷18 ❸19 ❹48

354日 2つの数と3つの数の計算

次の計算をしましょう。

① 3 × 8 =

② 6 + 2 − 3 =

③ 27 ÷ 3 =

④ 14 − 5 − 1 =

⑤ 12 ÷ 2 =

⑥ 24 − 5 + 3 =

⑦ 6 × 9 =

⑧ 7 + 4 =

⑨ 5 − 2 + 5 =

⑩ 18 + 1 + 7 =

⑪ 1 + 6 + 9 =

⑫ 5 ÷ 5 =

⑬ 14 + 6 =

⑭ 22 − 6 − 5 =

⑮ 10 + 4 − 2 =

⑯ 9 − 6 =

⑰ 72 ÷ 9 =

⑱ 6 × 3 =

⑲ 8 − 7 + 4 =

⑳ 16 − 8 + 6 =

352日の答え ▶ ①13 ②10 ③20 ④6 ⑤6 ⑥15 ⑦3 ⑧21 ⑨7 ⑩0 ⑪13 ⑫24 ⑬2 ⑭6 ⑮10 ⑯10 ⑰3 ⑱1 ⑲22 ⑳3

355日 ツリーたし算

線でつながったマスどうしをたし算して、□に答えを書きましょう。

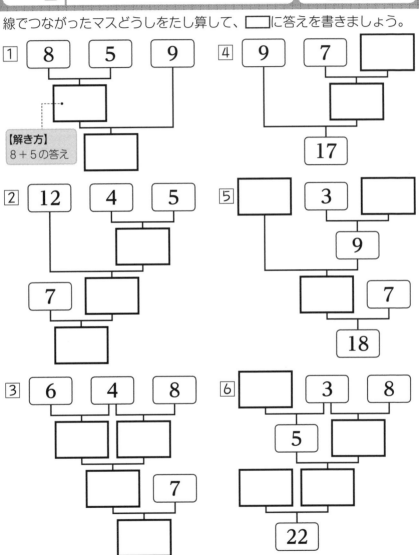

356日 1つの穴あき計算

□にあてはまる数を書きましょう。

1. $9 + \boxed{} = 17$
2. $\boxed{} - 1 = 7$
3. $13 + \boxed{} = 19$
4. $\boxed{} \times 6 = 30$
5. $9 \times \boxed{} = 81$
6. $\boxed{} + 3 = 12$
7. $18 \div \boxed{} = 3$
8. $42 \div \boxed{} = 6$
9. $25 + \boxed{} = 29$
10. $\boxed{} + 5 = 19$
11. $\boxed{} + 9 = 18$
12. $\boxed{} \times 3 = 6$
13. $20 - \boxed{} = 11$
14. $5 + \boxed{} = 11$
15. $\boxed{} + 3 = 10$
16. $24 \div \boxed{} = 8$
17. $5 \times \boxed{} = 20$
18. $\boxed{} \times 7 = 56$
19. $\boxed{} - 5 = 2$
20. $\boxed{} \div 2 = 4$

354日の答え ▶ 1 24 2 5 3 9 4 8 5 6 6 22 7 54 8 11 9 8 10 26 11 16 12 1 13 20 14 11 15 12 16 3 17 8 18 18 19 5 20 14

357日 リレー計算

線でつながった2マスには同じ数が入ります。マスに答えを書きましょう。

① 10 + ☐ = 18
   ☐ ÷ 8 = ☐

② 9 − ☐ = 2
   ☐ × 4 = ☐

③ 6 + ☐ = 27
   ☐ + 4 = ☐

④ 13 + ☐ = 16
   ☐ × 6 = ☐

⑤ 21 − ☐ = 17
   ☐ × 9 = ☐

⑥ 17 + 6 = ☐
   ☐ + 6 = ☐

⑦ 15 + 9 = ☐
   ☐ ÷ 8 = ☐

⑧ 3 − 1 = ☐
   ☐ × 3 = ☐

⑨ 8 − 3 = ☐
   ☐ + 7 = ☐

⑩ 1 + 7 = ☐
   ☐ ÷ 2 = ☐

355日の答え ▶ ① 13、22 ② 9、21、28 ③ 10、12、22、29 ④ 1、8 ⑤ 2、6、11 ⑥ 2、11、6、16

358日 2つの数の計算

次の計算をしましょう。

1. $8 - 6 =$
2. $16 - 9 =$
3. $56 ÷ 7 =$
4. $5 × 5 =$
5. $11 - 8 =$
6. $3 + 2 =$
7. $6 + 1 =$
8. $16 - 8 =$
9. $54 ÷ 9 =$
10. $7 × 6 =$
11. $4 + 5 =$
12. $10 - 6 =$
13. $12 ÷ 3 =$
14. $3 + 9 =$
15. $9 + 8 =$
16. $6 × 4 =$
17. $72 ÷ 8 =$
18. $6 + 6 =$
19. $9 × 5 =$
20. $28 ÷ 4 =$

356日の答え▶ 1 8 2 8 3 6 4 5 5 9 6 9 7 6 8 7 9 4 10 14 11 9 12 2 13 9 14 6 15 7 16 3 17 4 18 8 19 7 20 8

359日 3つの穴あき計算

3つの式の答えが同じになるように、□にあてはまる数を書きましょう。

1. $9 + 5 =$ ① □ $= 2 \times$ ② □ $=$ ③ □ $+ 6$

2. $36 \div 4 =$ ① □ $= 15 -$ ② □ $=$ ③ □ $\times 3$

3. $3 \times 2 =$ ① □ $= 13 -$ ② □ $=$ ③ □ $+ 5$

4. $18 - 6 =$ ① □ $= 4 \times$ ② □ $=$ ③ □ $\times 2$

5. $24 \div 6 =$ ① □ $= 10 -$ ② □ $=$ ③ □ $+ 1$

6. $15 - 8 =$ ① □ $= 14 \div$ ② □ $=$ ③ □ $+ 6$

7. $2 \times 8 =$ ① □ $= 9 +$ ② □ $=$ ③ □ $\times 4$

8. $17 - 8 =$ ① □ $= 2 +$ ② □ $=$ ③ □ $+ 1$

9. $10 \div 2 =$ ① □ $= 12 -$ ② □ $=$ ③ □ $+ 4$

10. $4 \times 2 =$ ① □ $= 10 -$ ② □ $=$ ③ □ $+ 2$

357日の答え▶ 1 8、1 2 7、28 3 21、25 4 3、18 5 4、36 6 23、29 7 24、3 8 2、6 9 5、12 10 8、4

360日 ご石の数

①ご石全体の数→②白のご石の数→③黒のご石の数の順に計算しましょう。

①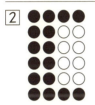

①ご石全体 ___ × ___ = ( ) 個

②白のご石 ___ × ___ = ( ) 個

③黒のご石 (全体の数) − (白の数) = □ 個

②

①ご石全体 ___ × ___ = ( ) 個

②白のご石 ___ × ___ = ( ) 個

③黒のご石 (全体の数) − (白の数) = □ 個

③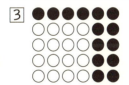

①ご石全体 ___ × ___ = ( ) 個

②白のご石 ___ × ___ = ( ) 個

③黒のご石 (全体の数) − (白の数) = □ 個

④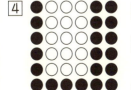

①ご石全体 ___ × ___ = ( ) 個

②白のご石 ___ × ___ = ( ) 個

③黒のご石 (全体の数) − (白の数) = □ 個

358日の答え ①2 ②7 ③8 ④25 ⑤3 ⑥5 ⑦7 ⑧8 ⑨6 ⑩42 ⑪9 ⑫4 ⑬4 ⑭12 ⑮17 ⑯24 ⑰9 ⑱12 ⑲45 ⑳7

361日 2つの数と3つの数の計算

次の計算をしましょう。

1. $8 \times 8 =$
2. $6 - 3 + 8 =$
3. $7 + 2 - 8 =$
4. $9 - 6 =$
5. $10 \times 4 =$
6. $2 + 5 - 3 =$
7. $14 + 8 =$
8. $21 - 3 =$
9. $13 + 9 + 2 =$
10. $11 + 7 - 9 =$
11. $16 - 5 =$
12. $9 \times 9 =$
13. $42 \div 7 =$
14. $9 - 2 - 3 =$
15. $22 + 7 =$
16. $8 + 1 + 5 =$
17. $10 \div 2 =$
18. $23 - 5 - 7 =$
19. $6 - 5 + 1 =$
20. $1 + 4 + 1 =$

359日の答え ▶ ① ❶14 ❷7 ❸8 ② ❶9 ❷6 ❸3 ③ ❶6 ❷7 ❸1 ④ ❶12 ❷3 ❸6 ⑤ ❶4 ❷6 ❸3 ⑥ ❶7 ❷2 ❸1 ⑦ ❶16 ❷7 ❸4 ⑧ ❶9 ❷7 ❸8 ⑨ ❶5 ❷7 ❸1 ⑩ ❶8 ❷2 ❸6

362日 3つの穴あき計算

3つの式の答えが同じになるように、□にあてはまる数を書きましょう。

1. $11 - 9 =$ ❶□ $= 18 ÷$ ❷□ $=$ ❸□ $- 5$

2. $9 + 6 =$ ❶□ $= 5 ×$ ❷□ $=$ ❸□ $+ 4$

3. $3 × 3 =$ ❶□ $= 21 -$ ❷□ $=$ ❸□ $+ 7$

4. $21 ÷ 7 =$ ❶□ $= 2 +$ ❷□ $=$ ❸□ $- 2$

5. $2 × 3 =$ ❶□ $= 18 ÷$ ❷□ $=$ ❸□ $+ 1$

6. $18 - 2 =$ ❶□ $= 8 +$ ❷□ $=$ ❸□ $× 2$

7. $6 + 2 =$ ❶□ $= 24 ÷$ ❷□ $=$ ❸□ $× 4$

8. $7 × 2 =$ ❶□ $= 16 -$ ❷□ $=$ ❸□ $+ 5$

9. $10 - 9 =$ ❶□ $= 3 ÷$ ❷□ $=$ ❸□ $- 1$

10. $7 + 5 =$ ❶□ $= 2 ×$ ❷□ $=$ ❸□ $+ 6$

360日の答え 1 ①5×5=25 ②4×4=16 ③25-16=9 2 ①6×4=24 ②4×2=8 ③24-8=16 3 ①5×6=30 ②4×4=16 ③30-16=14 4 ①6×6=36 ②5×3=15 ③36-15=21

363日 リレー計算

線でつながった2マスには同じ数が入ります。マスに答えを書きましょう。

1. 16 + ☐ = 24
   5 × ☐ = ◯

2. 2 + ☐ = 9
   12 − ☐ = ◯

3. 25 − ☐ = 5
   80 ÷ ☐ = ◯

4. 8 − ☐ = 4
   24 ÷ ☐ = ◯

5. 11 − ☐ = 6
   3 × ☐ = ◯

6. 16 + 5 = ☐
   ☐ ÷ 3 = ◯

7. 5 − 1 = ☐
   ☐ × 7 = ◯

8. 20 − 8 = ☐
   ☐ + 3 = ◯

9. 17 − 9 = ☐
   ☐ ÷ 2 = ◯

10. 9 − 4 = ☐
    ☐ × 9 = ◯

361日の答え ▶ ①64 ②11 ③1 ④3 ⑤40 ⑥4 ⑦22 ⑧18 ⑨24 ⑩9 ⑪11 ⑫81 ⑬6 ⑭4 ⑮29 ⑯14 ⑰5 ⑱11 ⑲2 ⑳6

364日 3つの数の計算

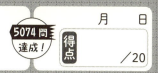

次の計算をしましょう。

1. $24 - 6 + 5 =$
2. $2 + 1 - 2 =$
3. $5 - 2 + 6 =$
4. $10 + 1 - 7 =$
5. $1 + 4 + 4 =$
6. $13 - 3 - 8 =$
7. $9 - 6 + 1 =$
8. $12 + 7 - 9 =$
9. $9 - 2 - 6 =$
10. $11 + 9 - 5 =$
11. $2 + 4 + 7 =$
12. $6 - 3 + 7 =$
13. $25 + 6 - 8 =$
14. $14 - 8 + 3 =$
15. $4 + 7 - 2 =$
16. $18 - 9 - 3 =$
17. $6 + 3 - 5 =$
18. $14 - 2 + 9 =$
19. $13 - 1 + 8 =$
20. $8 + 5 - 4 =$

362日の答え ▶ ① ❶2 ❷9 ❸7 ② ❶15 ❷3 ❸11 ③ ❶9 ❷12 ❸2 ④ ❶3 ❷1 ❸5 ⑤ ❶6 ❷3 ❸5 ⑥ ❶16 ❷8 ❸8 ⑦ ❶8 ❷3 ❸2 ⑧ ❶14 ❷9 ❸9 ⑨ ❶1 ❷3 ❸2 ⑩ ❶12 ❷6 ❸6

365日 マスの数

5077問達成！

答えは4ページです。

月　日
得点　／13

マスの数をエリアごとに計算して、マスの数の合計を出しましょう。

1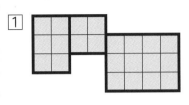

_____ × _____ = (　　) 個
　　　　＋
_____ × _____ = (　　) 個
　　　　＋
_____ × _____ = (　　) 個
　　　　＝

● マスの数の合計 □ 個

2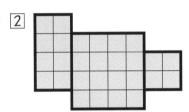

_____ × _____ = (　　) 個
　　　　＋
_____ × _____ = (　　) 個
　　　　＋
_____ × _____ = (　　) 個
　　　　＝

● マスの数の合計 □ 個

3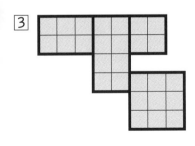

_____ × _____ = (　　) 個
　　　　＋
_____ × _____ = (　　) 個
　　　　＋
_____ × _____ = (　　) 個
　　　　＋
_____ × _____ = (　　) 個
　　　　＝

● マスの数の合計 □ 個

363日の答え　1 8、40　2 7、5　3 20、4　4 4、6　5 5、15
　　　　　　6 21、7　7 4、28　8 12、15　9 8、4　10 5、45

366日 1つの穴あき計算

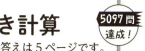

□にあてはまる数を書きましょう。

1. ☐ × 9 = 27
2. 48 ÷ ☐ = 6
3. ☐ + 5 = 9
4. 15 + ☐ = 24
5. 6 − ☐ = 2
6. ☐ × 9 = 45
7. 8 × ☐ = 64
8. ☐ × 7 = 14
9. ☐ − 4 = 9
10. 12 + ☐ = 23
11. ☐ − 2 = 5
12. ☐ + 8 = 11
13. 4 + ☐ = 7
14. ☐ − 5 = 24
15. ☐ + 9 = 11
16. 4 × ☐ = 16
17. 24 ÷ ☐ = 8
18. ☐ ÷ 6 = 6
19. 25 − ☐ = 9
20. ☐ + 9 = 18

364日の答え▶ 1 23 2 1 3 9 4 4 5 9 6 2 7 4 8 10 9 1 10 15
11 13 12 10 13 23 14 9 15 9 16 6 17 4 18 21 19 20 20 9

川島隆太教授の脳トレ
計算大全　日めくり366日

2016年11月29日　　第1刷発行
2022年 1 月 7 日　　第7刷発行

監修者	川島隆太
発行人	中村公則
編集人	滝口勝弘
編集長	古川英二
発行所	株式会社　学研プラス
	〒141－8415　東京都品川区西五反田2-11-8
印刷所	中央精版印刷株式会社

STAFF	編集協力	株式会社エディット
	DTP	株式会社千里

この本に関する各種お問い合わせ先
【電話の場合】
- 編集内容については　Tel 03-6431-1223（編集部直通）
- 在庫、不良品（落丁、乱丁）については　Tel 03-6431-1250（販売部直通）

【文書の場合】
〒141-8418 東京都品川区西五反田2-11-8
学研お客様センター『川島隆太教授の脳トレ 計算大全 日めくり366日』係

この本以外の学研商品に関するお問い合わせは下記まで。
Tel 03-6431-1002（学研お客様センター）

© Gakken Plus 2016　　Printed in Japan
本書の無断転載、複製、複写（コピー）、翻訳を禁じます。
本書を代行業者等の第三者に依頼してスキャンやデジタル化することは、たとえ個人や家庭内の利用であっても、著作権法上、認められておりません。
複写（コピー）をご希望の場合は、下記までご連絡ください。
日本複製権センター http://www.jrrc.or.jp/
　　　　　　　　　E-mail：jrrc_info@jrrc.or.jp　Tel 03-3401-2382

®<日本複製権センター委託出版物>

学研の書籍・雑誌についての新刊情報・詳細情報は、下記をご覧ください。
学研出版サイト　https://hon.gakken.jp/